Ernährungsforschung

Wissenschaft und Praxis

Herausgegeben vom
Zentralinstitut für Ernährung
der Akademie der Wissenschaften
der DDR

in Zusammenarbeit mit
der Gesellschaft
für Ernährung in der DDR
der Arbeitsgruppe Ernährung
beim Nationalen Komitee für
Gesundheitserziehung der DDR
und dem Warenzeichenverband
Diätetische Erzeugnisse der DDR e.V.

Akademie-Verlag · Berlin

EVP 5,– M
31 638

Heft 6 · 1977 · Band 22

Herausgeber:
Zentralinstitut für Ernährung der Akademie der Wissenschaften der DDR
Direktor: Prof. Dr. habil. H. Haenel

in Zusammenarbeit mit
der Gesellschaft für Ernährung in der DDR (Vorsitzender: Prof. Dr. habil. H. Schmandke), der Arbeitsgruppe Ernährung beim Nationalen Komitee für Gesundheitserziehung der DDR (Leiter: Prof. Dr. habil. H.-A. Ketz) und dem Warenzeichenverband Diätetische Erzeugnisse der DDR e. V. (Generaldirektor: F. Schmidt).

Redaktion:
Dr. Friedbert Baum (Chefredakteur),
Dr. Jürgen Proll,
Dipl.-Journ. Richard Baier.

Redaktionsbeirat:
Dr. M. Anders, Dr. H. Groß,
Dr. sc. M. Möhr, Dr. R. Schmelter,
Prof. Dr. habil. M. Ulmann, Dr. J. Voigt.

Anschrift der Redaktion:
Zentralinstitut für Ernährung der Akademie der Wissenschaften der DDR,
DDR-1505 Bergholz-Rehbrücke,
Arthur-Scheunert-Allee 114 – 116.

Verlag:
Akademie-Verlag, DDR-108 Berlin
Leipziger Str. 3 – 4; Fernruf 2 23 62 21 oder 2 23 62 29
Telex-Nr. 114420; Postscheckkonto:
Berlin: 350 21; Bank: Staatsbank der DDR, Berlin, Kto.-Nr.: 6836-26-20712.

Veröffentlicht unter der Lizenznummer 1656 des Presseamtes beim Vorsitzenden des Ministerrates der Deutschen Demokratischen Republik.

Gesamtherstellung:
VEB Druckerei „Thomas Müntzer",
DDR-582 Bad Langensalza.

Erscheinungsweise:
Die Zeitschrift „Ernährungsforschung" erscheint jährlich in einem Band mit 6 Heften. Bezugspreis je Band 48,– M zuzüglich Versandspesen (Preis für die DDR 30,– M); Preis je Heft 8,– M (Preis für die DDR 5,– M)

Bestellnummer dieses Heftes: 1091/22/6.

AN (EDV) 7821

Inhalt

Bezugsmöglichkeiten:

In der DDR über den Postzeitungsvertrieb, über Buchhandlungen oder den Akademie-Verlag

Im sozialistischen Ausland über den zuständigen Postzeitungsvertrieb oder eine Buchhandlung für fremdsprachige Literatur

In der BRD und Berlin(West) über eine Buchhandlung oder die Auslieferungsstelle KUNST UND WISSEN, Erich Bieber, D-7 Stuttgart 1, Wilhelmstraße 4 – 6

In Österreich über den Globus-Buchvertrieb,
1201 Wien, Höchstädtplatz 3

Im übrigen Ausland über den Internationalen Buch- und Zeitschriftenhandel; über den Buchexport, Volkseigener Außenhandelsbetrieb der Deutschen Demokratischen Republik, DDR-701 Leipzig, Postfach 160, oder über den Akademie-Verlag, DDR-108 Berlin, Leipziger Str. 3 – 4

Hinweise für Autoren

Die Manuskripte sind in Original-Maschinenschrift einseitig und zweizeilig der Redaktion einzureichen. Pro Zeile 35 oder 70 Anschläge. Der Umfang der Manuskripte sollte mit der Redaktion vereinbart sein. Abbildungen, Tabellen und Zwischentitel sind erwünscht. Es ist zweckmäßig, die Arbeit mit einer kurzen Zusammenfassung oder mit Schlußfolgerungen sowie mit Empfehlungen für die Praxis abzuschließen.
Die Redaktion behält sich eine Überarbeitung der angenommenen Manuskripte vor; größere Änderungen nur mit Einverständnis des Autors. Die Beiträge werden honoriert. Der Autor erhält kostenlos 25 Stück Sonderdrucke als Fortdrucke.

Lenins Arbeiten und Gedanken zur Lösung der Ernährungsfrage

Aus einem Beitrag des kürzlich verstorbenen langjährigen Direktors des Instituts für Ernährung der Akademie der Medizinischen Wissenschaften der UdSSR, Prof. Dr. A. A. Pokrovskij

Die Versorgung der Bevölkerung eines jeden Landes und der ganzen Welt mit Lebensmitteln war und bleibt eines der brennendsten sozialen, ökonomischen und politischen Gegenwartsprobleme. Lenin schenkte ihrer Lösung außerordentliche Beachtung; er schrieb zahlreiche Artikel, die der theoretischen Entwicklung auf den Gebieten der Produktion und Verteilung von Lebensmitteln bei unterschiedlichen sozialen Bedingungen sowie der Bekämpfung der falschen Theorie von „. . . der allgemeinen Übervölkerung" (Malthus) gewidmet waren, er machte Vorschläge hinsichtlich Organisation, Strategie und Taktik bei der Bekämpfung des Hungers unter den schwierigen Bedingungen der ersten Jahre des Bestehens der Sowjetmacht.

In diesem Beitrag, der keinen Anspruch auf Vollständigkeit erhebt, habe ich versucht, nur einige Richtungen wiederzugeben, mit denen sich die Arbeiten Lenins befaßten, und die wahrscheinlich für Experten, die auf dem Gebiet der Ernährung tätig sind, von Interesse sind.

In seiner Untersuchung „Der ökonomische Inhalt der Narodniki-Bewegung und ihre Kritik in dem Buch von Struwe", die eine Kritik an der Anschauung der Volkstümler war, schenkte Lenin der Entdeckung des sozialen Charakters der Entstehung des Hungers auf der Erde und besonders unter den Bedingungen des zaristischen Rußlands große Beachtung.

Indem er gegen die Ideologie der Volkstümler Struwe, Lange und andere opponierte, die den Zustand des permanenten Hungers bei den ärmsten bäuerlichen Schichten des zaristischen Rußlands durch das „allgemeine Gesetz der Übervölkerung" von Malthus erklärten, bestätigte Lenin, daß der wichtigste Grund für den Hunger auf der Welt — **„über den die bürgerliche Soziologie beharrlich schweigt" — „die soziale Ungleichheit und der krasse Gegensatz** bei der Verteilung des Reichtums unter **den Bedingungen der kapitalistischen Gesellschaft ist. Dabei muß daran erinnert werden, daß die Vorstellungen von der Übervölkerung als einem Ergebnis einer Störung der Übereinstimmung zwischen der Vermehrung und den Existenzmitteln der Bevölkerung von den Apologeten des Feudalismus und Kapitalismus zum Schutz dieser Gesellschaftsordnungen vielfach herangezogen wurden. Mit dem Gesetz des Malthus operierten die Theoretiker der Bewegung der Volkstümler Struwe, Lange u. a. sogar bei der Erklärung der Landarmut und Verarmung der russischen Dörfer. Gegen Ende des vorigen Jahrhunderts empfahlen sie als einzigen Ausweg aus dieser Situation die ‚freiwillige Geburtenbeschränkung'."**

Indem er die Lehre von Marx über den relativen Charakter der Übervölkerung unter den Bedingungen der kapitalistischen Gesellschaft weiterentwickelte, bestätigte Lenin, daß eine beliebige Übervölkerung auf der Basis bestimmter gesellschaftlicher Verhältnisse geschaffen wird:

„Man darf den kapitalistischen Charakter der Übervölkerung Rußlands nicht verneinen, wie man die Herrschaft des Kapitals im Ackerbau nicht verneinen kann. Der Malthusianismus des Herrn Struwe ist durch keinerlei effektive Angaben begründet und beruht auf methodologisch unrichtigen dogmatischen Hypothesen. Die Übervölkerung in den landwirtschaftlichen Gebieten Rußlands ist durch die Herrschaft des Kapitals zu erklären und nicht durch die fehlende Übereinstimmung zwischen der Vermehrung und den Existenzmitteln der Bevölkerung.

Somit ist der Hunger auf unserem Planeten nicht eine einfache Folge des zu schnellen Vermehrungstempos der Menschen und dem Erscheinen überflüssiger Mäuler — wie es die Neo-Malthusianer vorzubringen versuchen — sondern das Ergebnis des Widerspruchs in der kapitalistischen Gesellschaft und ein notwendiger Bestandteil der kapitalistischen Produktion. Die Übervölkerung, mit der wir uns gegenwärtig befassen, ist nicht absolut, sondern relativ.

Was soll hier das Malthus'sche Gesetz über die Übereinstimmung der Vermehrung mit den Existenzmitteln, wenn die gesellschaftliche Leibeigenen-Ordnung diese Existenzmittel in die Hände eines Haufens von Großgrundbesitzern gibt, indem man die Bevölkerungsmasse dezimiert, deren Vermehrung untersucht wird?!

Beispiele des Autoren sprechen gegen ihn: sie sprechen von der Unmöglichkeit, ein abstraktes Gesetz für die Bevölke-

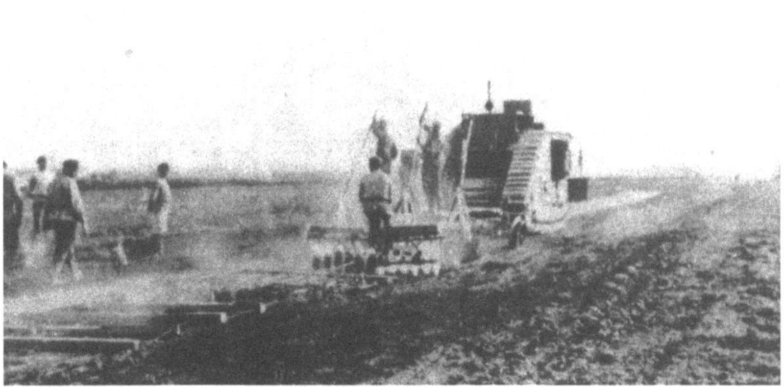

Erntearbeiten im ersten Jahr der Sowjetunion: Aufpflügen eines Feldes mit Hilfe eines Panzers

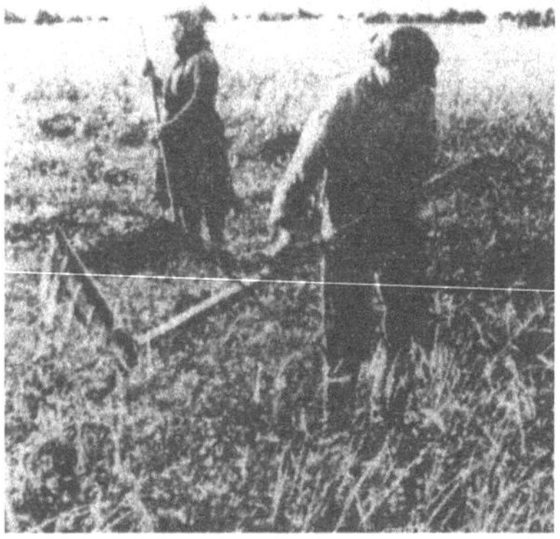

Schwer war die Arbeit der Einzelbauern mit den primitiven Geräten auf ihren kleinen Ackerflächen. Bald nach der Großen Sozialistischen Oktoberrevolution wurde durch die Gründung von Kolchosen, Staatsgütern sowie Maschinen- und Traktorenstationen mit der Umgestaltung der Landwirtschaft begonnen.

rung des Landes entsprechend der Definition der Übereinstimmung mit den Existenzmitteln zu schaffen, wenn man die historischen Besonderheiten der Gesellschaftssysteme und ihre Entwicklungsstadien ignoriert."

Die These über die Bedeutung des Klassencharakters der Güterverteilung entwickelte Lenin in seiner Arbeit „Die Entwicklung des Kapitalismus in Rußland". Auf der Grundlage einer ausführlichen statistischen Analyse des Lebensmittelverbrauchs verschiedener Bauerngruppen des zaristischen Rußlands gegen Ende des 19. Jahrhunderts wies er darauf hin, daß die Benutzung von Durchschnittszahlen — die die Ernährung der Bauern im allgemeinen charakterisieren und die von vielen Apologeten der Volkstümler angewendet wurden — nicht stichhaltig ist.

Die Analyse des Charakters der Ernährung der Landbevölkerung Rußlands in jenen Jahren ermöglichte es Lenin, die Gruppe der **„Bauern ohne Pferd und die Gruppe der Bauern mit einem Pferd"** herauszunehmen. Die Ernährung dieser Gruppen war, so schrieb Lenin, **„durch quantitativen Mangel und qualitative Unzulänglichkeiten gekennzeichnet."**

„Der Gesamtdurchschnitt erweist sich sogar als fiktiv, da er die unzureichende Ernährung der Masse der Bauern durch die zufriedenstellende Ernährung der wohlhabenden Bauernschaft, die im Vergleich zu den armen Bauern fast das Eineinhalbfache an landwirtschaftlichen Produkten und das Doppelte an Fleisch verzehrt, verdeckt!"

Somit zeigte Lenin, daß die Tendenz zur Verschlechterung der Ernährung eines großen Teiles der Bevölkerung des zaristischen Rußlands nicht mit einer Verringerung der Bodenfruchtbarkeit oder einer Abnahme der Gesamtmenge an erzeugten Produkten zusammenhängt, sondern mit der Entwicklung des Kapitalismus auf dem Dorf, der Schaffung eines krassen Gegensatzes innerhalb der Bauernschaft, der weiteren Verarmung ihres ärmsten Teiles und der Entstehung eines Dorfproletariats.

Lenin verneinte auch kategorisch den von den Volkstümlern verbreiteten Terminus „Landarmut" außerhalb des Rahmens des Klassenverhältnisses der Gesellschaft.

Die Bedeutung dieser Arbeiten Lenins nimmt besonders in der gegenwärtigen Epoche zu, in denen die Seiten der wissenschaftlichen Zeitschriften im kapitalistischen Europa und Amerika mit vielen offenen neo-malthusianistischen

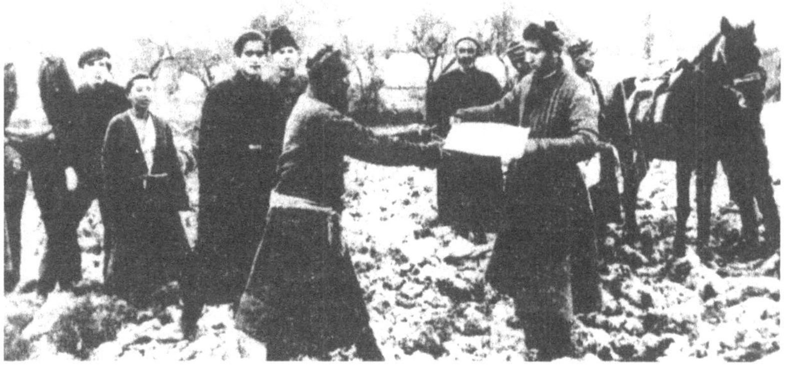

Usbekistan Anfang der zwanziger Jahre: Bodenreform im Ferganskег Gebiet

Konzeptionen über die sogenannte biologische Bevölkerungsexplosion und mit Methoden zur Bekämpfung der Übervölkerung der Erde gefüllt sind.

Es ist für niemanden ein Geheimnis, daß der Neo-Malthusianismus der Mitte des 20. Jahrhunderts bei einigen Pseudowissenschaftlern zu einer offenen Verkündigung des Rassismus ausgewachsen ist, zu einer Rechtfertigung von Eroberungskriegen und der Vernichtung riesiger Menschenmassen. Wie gefährlich eine derartige Philosophie ist, wird aus der Tatsache klar, daß sie zur Begründung der sogenannten „Rassentheorie" und der gesamten menschenfeindlichen Ideologie des Faschismus der deutschen Nazisten benutzt wurde. Hitler schrieb über den „gesunden Instinkt der Arterhaltung", der „in der Strömung zur Einhaltung der richtigen Proportionen zwischen Bevölkerung und Lebensraum" zum Ausdruck kommt. Zu welchen Folgen diese „Philosophie" führte, ist jedem in Erinnerung geblieben.

Trotzdem meint der westdeutsche Malthusianer A. Vogl, daß durch die Weltkriege zu wenig Menschen vernichtet wurden und träumt von Waffen, die den ihnen gestellten Aufgaben entsprechen, weil „die Zahl der Menschen nicht ins Unendliche wachsen kann" (A. Vogl, „Verhängnisvolle Heilkunst", 1948, S. 20). Es muß daran erinnert werden, daß die neo-malthusianistischen Ideen sogar beginnen, in die Lehrbücher westdeutscher Schulen einzudringen und so den Boden für Revancheversuche vorbereiten.

Jedoch festigen sich überall die Reihen derer, die sich den unsinnigen Konzeptionen der Neo-Malthusianer entgegenstellen. Keine geringe Rolle spielen in dieser Arbeit die Organisation der Vereinten Nationen und ihre Unterorganisationen WHO, FAO, UNESCO u.a.

Der ehemalige Leiter der FAO, Boyd Orr, stellte bereits 1953 fest: „Die Nahrungsproduktion wurde nie zu voller Leistung entwickelt, weil die westliche Zivilisation nicht das Ziel hatte, die Nahrungsmenge zu produzieren, die zur Befriedigung der menschlichen Bedürfnisse erforderlich ist, sondern eine Menge, die sich günstig verkaufen läßt."

Was eine Politik der richtigen Verteilung sogar sehr begrenzter Nahrungsmengen — auch in einer ausgesprochen schwierigen und komplizierten Situation — ausrichten kann, beweist die Tätigkeit Lenins als Vorsitzender des Sowjets der Volkskommissare in den ersten Jahren der Sowjetmacht, wo er sich in der Praxis mit der Frage des Klassencharakters der Lebensmittelverteilung beschäftigte und sie unter den unwahrscheinlich schwierigen Bedingungen des Hungers, der Desorganisation und des Bürgerkrieges löste. Er wendete sich an die Arbeiterklasse und besonders an die Arbeiter Petrograds

mit dem Aufruf, sich an die Spitze des Kampfes um Brot zu stellen:
„Der Hunger hat nicht die Ursache darin, daß es in Rußland kein Brot gibt“, schrieb Lenin in einem Brief an die Petrograder Arbeiter, **„sondern die Bourgeoisie und alle Reichen liefern der Herrschaft der Arbeiterklasse, dem Staat der Werktätigen, der Sowjetmacht, einen letzten entscheidenden Kampf in der wichtigsten und akutesten Frage, in der Frage des Brotes. Die Bourgeoisie und alle Reichen, darunter auch die Dorfreichen, die Kulaken, hintertreiben das Getreidemonopol, bringen die staatliche Brotverteilung, die im Interesse der Brotversorgung der gesamten Bevölkerung und in erster Linie der Arbeiter, Werktätigen und Bedürftigen liegt, zum Scheitern.“**

Lenin zählte den Kampf gegen den Hunger zu den wichtigsten revolutionären Aufgaben. Er bezeichnete jedes Pud Getreide und Heizung als **„wahrhaftiges Heiligtum“** und forderte die Organisation eines eisernen Systems der Lebensmittelverteilung an die Werktätigen. Er forderte eine Massenerhebung der fortschrittlichen Arbeiter für den Kampf um Brot: **„Die richtige Verteilung von Getreide und Heizung, die Erhöhung ihrer Gewinnung, strengste Kalkulation und Kontrolle darüber von seiten der Arbeiter auch im gesamtstaatlichen Maße — das ist ein wahrhaftiger und wichtiger Schritt auf dem Weg zum Sozialismus. Das ist bereits keine allgemein revolutionäre, sondern eine kommunistische Aufgabe, und zwar eine Aufgabe, bei der die Werktätigen und die Armut den entscheidenden Kampf für den Sozialismus führen sollen. Für diesen Kampf lohnt es sich, alle Kräfte hinzugeben . . .“**

Lenin erarbeitete die Strategie und Taktik für den Kampf um das Brot. Er bestand auf der Zentralisierung der Versorgungsangelegenheiten, einem starken Getreidemonopol, einem harten Kampf gegen Betrügerei und Spekulation, der Organisation eines Kreuzzuges gegen das Kulakentum und einer Stärkung des Bündnisses der Arbeiterklasse mit der ärmsten Bauernschaft.

Er bekräftigte, daß es notwendig ist, alle Mittel der Propaganda und Agitation, die gesamte Organisationsarbeit der Hauptaufgabe — dem Kampf gegen den Hunger — unterzuordnen und diese Frage mit der Frage des proletarischen und unerbittlich harten Krieges gegen Kulaken und Spekulanten zu verbinden.

Im Resolutionsentwurf zu einem Vortrag über den Kampf gegen Hunger schrieb er: **„Nur die äußerste Anspannung aller Kräfte der Arbeiterklasse und der werktätigen Bauernschaft kann das Land vor Hunger retten und die Errungenschaften der Revolution vor den Anschlägen der Ausbeuterklassen schützen . . .“.**

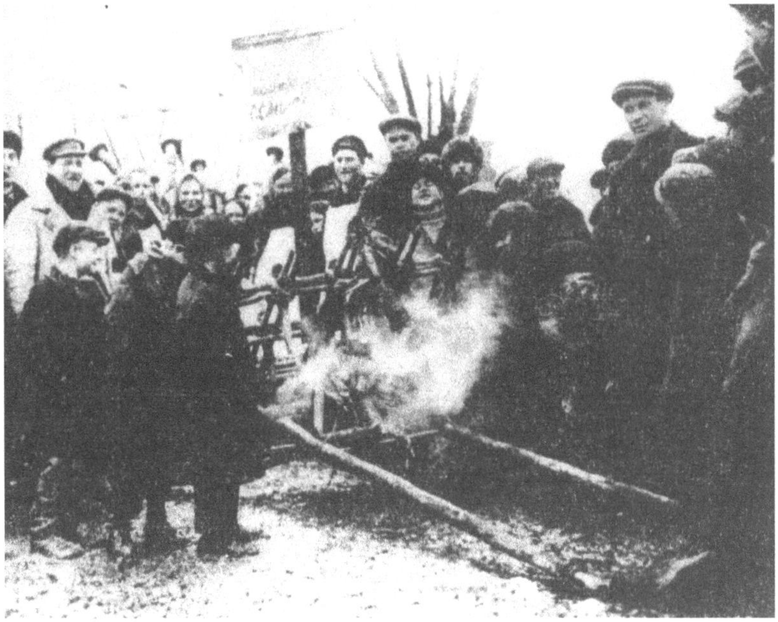

Die während der Zarenherrschaft benutzten Holzpflüge wurden mit Beginn der Kollektivierung verbrannt.

Lenin entwickelte und verwirklichte auch die Idee der Erfassungsbeauftragten, die (ungeachtet des härtesten Widerstandes) von den Kulaken Getreideüberschüsse abholen und damit eine wesentliche Hilfe bei der Lebensmittelversorgung der in einer kritischen Lage befindlichen Stadtbevölkerung leisten konnten.

„Die richtige und gleichmäßige Verteilung des Brotes, das ist heute die Grundlage des Sozialismus“, rief Lenin von der Tribüne des V. Allrussischen Kongresses der Sowjets.

In einigen Reden unterzog Lenin die Vorschläge der Sozialrevolutionäre und Menschewiken über eine Abschaffung des Getreidemonopols und die Abschaffung der Getreideablieferungspflicht einer allseitigen Kritik. Er betonte, daß derjenige, der in diesem schwierigsten Augenblick der größten Prüfung für das hungernde Volk und der größten Prüfung für die sozialistische Revolution seine Hände in Unschuld wäscht und die Märchen der Bourgeoisie wiederholt, sich nicht als Sozialist bezeichnen kann.

Als wichtigste Aufgabe mit in dieser Periode bezeichnete er die Durchführung einer Politik der festen Preise und die Organisierung der armen Landbevölkerung: **„Nach einem halben Jahr verzweifelt schwieriger Sowjetregierung kamen wir zu einer Organisierung der armen Landbevölkerung. Schade, daß uns das nicht nach einer halben Woche gelang — darin besteht unsere Schuld! Wenn man uns vorwerfen würde, daß das Dekret über die Organisierung der Dorfarmut und die Lebensmittelversorgungsdiktatur ein halbes Jahr zu spät kamen, würden wir uns über diesen Tadel freuen. Wir werden sagen: Erst jetzt, nachdem wir diesen Weg eingeschlagen hatten, hörte der Sozialismus auf, eine Phrase zu sein und wurde lebendige Wirklichkeit!“**

Lenin erkannte, daß der erbittertste Feind des Proletariats und Sowjetrußlands der Hunger ist und daß das Proletariat auf dem Weg zu seiner Überwindung mit der Dorfbourgeoisie zusammenstößt.

„Das Proletariat muß das berücksichtigen und zusammen mit der hungernden

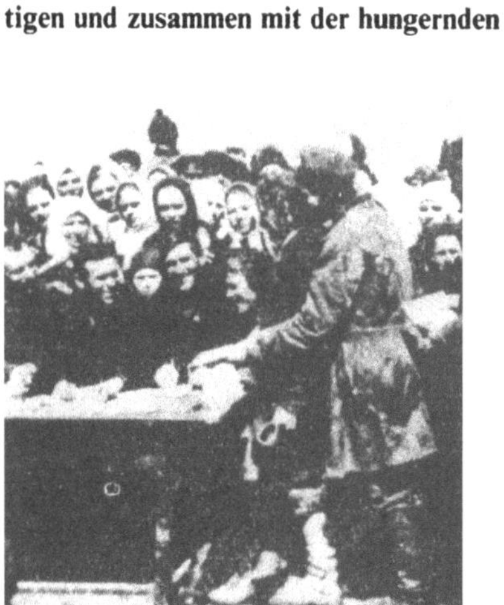

Ein weiteres Dokument aus dem ersten Jahr nach der Errichtung der Sowjetmacht: Bauern erklären ihre Bereitschaft zum Beitritt in einen Kolchos.

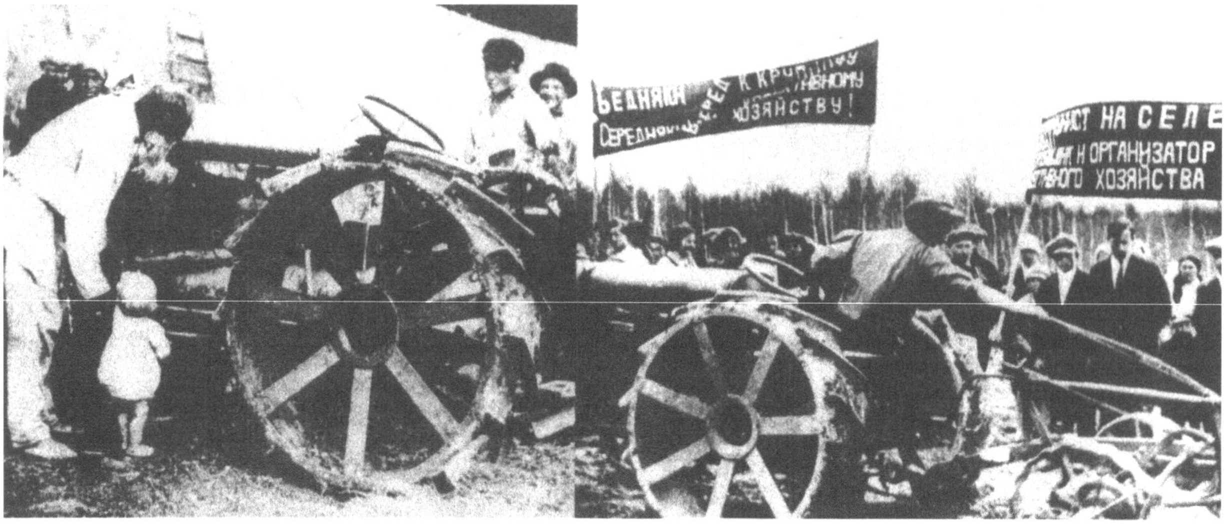

Ein historischer Augenblick in der sowjetischen Landwirtschaft: der erste Traktor im Moskauer Gebiet. Das Ziehen der ersten Furchen auf den Anbauflächen des Kolchos „Gerold" wurde zum außergewöhnlichen Ereignis.

Dorfarmut einen unversöhnlichen Kampf gegen das Kulakentum führen. Mit diesem Ziel muß die Organisierung von Gruppen von Erfassungsbeauftragten begonnen und fortgesetzt werden, an deren Spitze ehrliche Kommunisten stehen sollen, die das Vertrauen der Partei- und Gewerkschaftsorganisationen haben. Nur dann wird die Ernährungswirtschaft in Gang gebracht und die Sache der Revolution gerettet werden!"

Die Verwirklichung der Leninschen Ideen und Vorschläge zur Lösung des Versorgungsproblems muß selbstverständlich in engem Zusammenhang mit der konkreten Situation in jeder der historischen Entwicklungsstufen in den Perioden der Festigung der Errungenschaften der Großen Sozialistischen Oktoberrevolution betrachtet werden.

Von der ökonomischen Politik des Kriegskommunismus in den ersten Jahren der Sowjetmacht, die

- die vollständige Zentralisierung der Produktion und Verteilung
- die Getreideablieferungspflicht
- die Organisation der Komitees der Dorfarmen und die Unterdrückung des hartnäckigen Widerstandes der Konterrevolution und des Kulakentums im Dorf
- die Mobilisierung aller Materialquellen des Landes im Interesse des Sozialismus
- die Mobilisierung der Partei unter Beachtung des Prinzips der Diktatur des Proletariats, des Bündnisses der Arbeiterklasse und der Bauernschaft

zum Ziele hatte, wurde das Land zu einer neuen ökonomischen Politik geführt, die

- die Wiederherstellung und Entwicklung der Landwirtschaft und Industrie
- die Ersetzung der Getreideablieferungspflicht durch Naturalsteuer

beabsichtigte, deren Wesen in der Stärkung des Bündnisses der Avantgarde des Proletariats mit den breiten Massen der Bauern bestand.

Nachdem entscheidende Erfolge bei der Wiederherstellung der zerstörten Wirtschaft des Landes erreicht und solide Versorgungsquellen geschaffen waren, ging die Partei zur Realisierung des Leninschen Planes der Kooperation der kleinen Einzelbauernwirtschaften und zur Überleitung des Dorfes in sozialistische Bahnen unter den Bedingungen eines genügenden Einsatzes der Maschinentechnik über.

Die Verwirklichung dieses Planes schuf die Grundlagen für die entscheidenden Erfolge beim Aufbau von Kollektivwirtschaften.

Es ist interessant festzustellen, daß Lenin an die Organisation der Lebensmittelversorgung mit großem Verständnis der wissenschaftlichen Grundlagen der Ernährung der Bevölkerung heranging. In den schwersten Jahren des Bürgerkrieges trat er für die Durchführung wissenschaftlicher Untersuchungen auf diesem Gebiet und eine wissenschaftliche Ermittlung von Ernährungsnormen für die einzelnen Bevölkerungsgruppen ein. Er betonte, daß der Norm zu entnehmen sei, **„wieviel der Mensch auf Grund der wissenschaftlichen Untersuchung an Brot, Fleisch, Milch, Eiern usw. benötigt, das heißt, daß die Norm nicht die Kalorienzahl, sondern Menge und Qualität der Nahrung angeben soll.".**

1918 wurde nach einem Vorschlag Lenins das Dekret des Rates der Volkskommissare über die Organisierung eines Russischen wissenschaftlich-technischen Ernährungsinstituts angenommen. An der Tätigkeit dieses Instituts zeigte Lenin ein unveränderliches Interesse. Er erkannte klar, daß eine effektive wissenschaftliche Lösung des Problems einer rationellen Ernährung aller Bevölkerungsschichten nur unter den Bedingungen einer sozialistischen Gesellschaft erreicht werden kann.

„Nur der Sozialismus", schrieb Lenin 1918, **„ermöglicht es im großen Rahmen, die gesellschaftliche Produktion und Verteilung der Produkte nach wissenschaftlichen Erwägungen zu erweitern und diese in richtiger Art und Weise unterzuordnen mit dem Ziel, das Leben der Werktätigen weitgehendst zu erleichtern, indem man ihnen die Möglichkeiten des Wohlstandes gibt".**

Besondere Beachtung schenkte Lenin der Gewährleistung der Ernährung von Kindern und Jugendlichen. In seinen „Erinnerungen an Lenin" (Moskau 1933) führt der erste Volkskommissar für das Gesundheitswesen, N. A. Semaško, folgende Worte Lenins an: **„Wir Erwachsenen hungern, aber die letzte Prise Mehl, das letzte Stück Zucker, das letzte Stückchen Butter geben wir den Kindern. Diese schweren Ereignisse sollen auf den Schultern der Erwachsenen liegen, aber die Kinder sollen so weit wie möglich geschont werden".**

Am 14. September 1918 unterschrieb Lenin das Dekret „Über die Verbesserung der Kinderernährung" und bereits am 23. September wurde in einem speziellen Dekret der Fonds für die Kinderernährung gegründet, der sich aus staatlichen Geldanweisungen, einer Besteuerung der Bevölkerung, privater Handelsbetriebe, privater Kinotheater usw. in bestimmter Höhe zusammensetzte. Große Summen wurden in den Fonds für die Kinderernährung als Ergebnis von Komsomol-Subbotniks,

Geldsammlungen unter der Bevölkerung und aus Erträgen von Konzerten, Kinovorführungen, Vorträgen usw. eingebracht.
In erhaltengebliebenen Dokumenten zeigt sich Lenins ständige Sorge um die Kinder. Alle Lebensmittelpakete, die an seine Adresse geschickt wurden, gab er sofort an Kinderheime weiter. Im Mai 1919 wurde von ihm das Dekret „Über die kostenlose Kinderernährung" für die Kinder im Alter bis zu einschließlich 14 Jahren unterschrieben, und am 29. Mai 1920 folgte seine telegrafische Anweisung an alle Gouvernement-Lebensmittelerfassungskomitees für die Bereitstellung von Milchprodukten und Eiern für die Rote Armee, Krankenhäuser und Kinder.
In seinen letzten Lebensjahren widmete Lenin den „Keimzellen des Kommunismus im täglichen Leben" große Aufmerksamkeit. Hierzu zählte er auch die Problematik der Gemeinschaftsverpflegung sowie die Organisation von Institutionen für Kinder.
„Unsere Presse", so schrieb er in seinem Beitrag „Große Initiative", **„kämpft zum Beispiel wenig gegen die faulen Reste des Faulen, der bourgeois-demokratischen Vergangenheit! Die einfachen, bescheidenen, alltäglichen, aber lebendigen Keime des wahrhaftigen Kommunismus werden von ihr wenig unterstützt."**
Mit diesen Bemerkungen wollte Lenin noch einmal klar unterstreichen, daß gutgelöste „Alltäglichkeiten" Massen begeistern, Schwankende und Abwartende überzeugen konnten.
„Verhalten wir uns gegenüber den Keimen des Kommunismus, die es bereits auf diesem Gebiet gibt, sorgsam genug?", stellte Lenin die Frage in dem genannten Artikel, um die Antwort selbst zu geben: **„Nein und nochmals nein! Kantinen, Krippen, Kindergärten — das sind die Anfänge dieser Keime! Diese einfachen, alltäglichen Dinge; nichts Großartiges, Hochtrabendes, Feierliches. Dinge, die keine großen Mittel erfordern, die es in der Praxis ermöglichen, die Frau zu befreien, ihre Nichtgleichberechtigung mit dem Mann hinsichtlich ihrer Rolle in der gesellschaftlichen Produktion und im gesellschaftlichen Leben zu verringern und zu beseitigen".**
Außerordentlich besorgt war Lenin um die Entwicklung des Netzes für die Gemeinschaftsverpflegung. Er rief dazu auf, in der Presse die besten Kantinen oder Krippen zu veröffentlichen, um durch tägliche mühselige Kleinarbeit zu erreichen, daß sie zu Musterinstitutionen werden. Er bestand darauf, für diese Musterkantinen **„Reklame zu machen"**, sie ausführlich zu beschreiben und zu zeigen, welche Einsparung an Arbeitskräften, welche Bequemlichkeiten für den Verbraucher, welche Erhaltung der Qualität der Lebensmittel, welche Befreiung der Frau von der häuslichen Belastung und welche Verbesserung der hygienischen Bedingungen bei kommunistischer Musterarbeit erreicht werden können, wie diese Errungenschaften erreicht und der ganzen Gesellschaft und allen Werktätigen zugänglich gemacht werden können.
„Die Musterproduktion, die kommunistischen Mustersubbotniks, die musterhafte Sorgsamkeit und Gewissenhaftigkeit beim Erzeugen und Verteilen von jedem Pud Getreide, Musterkantinen, musterhafte Reinlichkeit jedes Betriebes, jeder Wohnung — all das muß im Vergleich zu jetzt auf das Zehnfache gesteigert werden, es muß zum Gegenstand der Aufmerksamkeit und Sorge unserer Presse sowie jeder Arbeiter- und Bauernorganisation werden. All das sind Keimzellen des Kommunismus und die Sorge für diese Keimzellen ist unsere alle betreffende, erste Verpflichtung."

TAGUNGSBERICHT

1. Internationaler Toxikologie-Kongreß in Toronto/Kanada, vom 31. 3. — 3. 4. 1977

Der Kongreß stand unter dem Leitthema „Toxikologie als vorhersagende, vorausschauende Wissenschaft". Die Themenstellung sollte das Ziel der toxikologischen Arbeit der nächsten Jahre umreißen.
In den einführenden Referaten der Plenarsitzung wurden Stand und aktuelle Probleme der Toxikologie aufgezeigt. Berücksichtigung fanden
- die Applikation hoher und niedriger Dosen bei verschiedenen Tierarten;
- die Schwellenwertbestimmung; Zusammenhänge von Toxikologie und Epidemiologie;
- die Übertragung von toxikologischen Ergebnissen und
- die Verknüpfung der Toxikologie mit Umweltproblemen.

Besondere Aufmerksamkeit galt generell den chemischen Mutagenen, Kanzerogenen und Teratogenen, deren ernste, gesundheitsbedrohende Eigenschaften noch viele Fragen offen lassen.
Der Kongreß hat mit seinen zirka 200 Referaten ausgewiesen, daß neben Arzneimittel- und Arbeitstoxikologie die Lebensmittel- und Umwelttoxikologie für die toxikologische Gesamtsituation von besonderer Bedeutung ist. Zu dieser Teilthematik ergaben sich folgende Erkenntnisse:
Toxische Spurenelemente, Pestizide unter Berücksichtigung metabolischer Vorgänge, kanzerogene Stoffe wie Mykotoxine, Nitrosamine und Polyaromaten sind ausgewiesene Schwerpunkte.
Die Problematik der chlorierten Kohlenwasserstoffe einschließlich der Polychlorierten Biphenyle ist nach wie vor ungenügend geklärt. An Bedeutung gewinnt die Stickstoff-, Stickoxid(Nitrit-)-Nitrosaminkette. Toxische Amine spielen eine Rolle. Die aufgeführten Verbindungen und Verbindungsklassen sollten daher stofflich die Fremdstoffforschung bestimmen.
Die Bedeutung der Beziehungen von Spurenelementen untereinander und mit anderen Schadstoffen (z. B. Mykotoxinen) ist zu berücksichtigen. Die vorgetragenen Ergebnisse zur Pestizidproblematik, aber auch zu anderen Kontaminanten und Zusatzstoffen, drängt die toxikologische Forschung immer mehr zur Ergründung von metabolischen Vorgängen mit dem Ziel der prädiktiven Erkennung von Schadursachen.
Versuche, die toxikologische Versuchsdurchführung für Nahrungsmittelzusatzstoffe, Pestizide und andere Kontaminanten grundsätzlich zu vereinfachen, schließen die höhere Irrtumswahrscheinlichkeit bis zum unverantwortlichen Risiko ein. Screening-Tests, die gezielte Hinweise geben können, sind zum „Vorsortieren", nicht aber zur endgültigen Urteilsfindung geeignet. Die Ausweitung des Untersuchungsspektrums steht für endgültige Urteilsfindungen zur Diskussion.
Auf dem Kongreß dominierten trotz des internationalen Charakters die Toxikologen aus den USA und Kanada. Es war zu erkennen, daß in diesen beiden Ländern in letzter Zeit die Toxikologie sowohl im Bereich der Grundlagenforschung als auch im industriellen Bereich erheblich ausgeweitet wurde.

R. Engst

W. Plenert und B. Czerny

Aktuelle Entwicklungstrends auf dem Gebiete der Säuglingsfertignahrungen

Die Entwicklung von der natürlichen Ernährung des menschlichen Säuglings an der mütterlichen Brust bis zur industriell hergestellten Fertignahrung

Noch vor 100 Jahren hatte ein Säugling, der nicht an der Brust ernährt werden konnte, wenig Chancen, das 1. Lebensjahr zu überstehen. Bei der hohen Säuglingssterblichkeit spielten Durchfallserkrankungen eine beträchtliche Rolle. Die sich stürmisch entwickelnde wissenschaftliche Pädiatrie suchte sehr intensiv nach Wegen, Säuglinge, die nicht mit menschlicher Milch ernährt werden konnten, mit künstlichen Nahrungen sicher aufzuziehen. Man war sich von vornherein darüber im klaren, daß die menschliche Milch als Vorbild für die Zusammensetzung künstlicher Nahrungen dienen sollte, da die Vorteile der Ernährung mit der arteigenen Milch auf der Hand lagen. Wenn es nicht gelang, einen Säugling mit künstlichen Nahrungen zum Gedeihen zu bringen, so blieb als letztes Hilfsmittel immer noch die menschliche Milch — sei es die Ernährung an der Brust einer Amme (die es anfangs des Jahrhunderts noch gab) oder die Ernährung mit gesammelter Frauenmilch, die von gesunden Müttern gespendet wurde.

Die Versuche, Kuhmilch-Mischungen nach dem Vorbild der Nährstoff-Relation der Frauenmilch herzustellen, führten zu so schlechten Ergebnissen, daß man bald wieder davon Abstand nahm. Zum Ende des 2. Weltkrieges beruhten die vielen künstlichen Nahrungen, die für die Aufzucht von Säuglingen empfohlen wurden, auf reiner Empirie, die oftmals ohne die erforderliche Kritik gewertet und weitergegeben wurde.

Wenn man die vielfältigen Nahrungsgemische auf Kuhmilchbasis überschaut, die jahrzehntelang zur Ernährung von Säuglingen verwendet wurden, dann kann man zu dem Schluß kommen, daß die Toleranz des menschlichen Säuglings gegenüber verschieden zusammengesetzten Nahrungsgemischen erstaunlich groß ist.

Aus den umfangreichen Erfahrungen, die bei der Ernährung von Säuglingen mit recht verschiedenen Nahrungsformen gesammelt wurden, sollte man zumindest den einen Schluß ziehen, daß die Toleranz und das normale Gewichtsgedeihen eines Säuglings als Maßstäbe für die Eignung einer Nahrung völlig unzureichend sind. Diese recht alte Weisheit wird auch heute noch gelegentlich vernachlässigt und immer wieder der Versuch unternommen, die Eignung einer Nahrung für den Säugling allein nach Toleranz und Gewichtsgedeihen zu beurteilen. Es ist unsere Pflicht, nach einer optimalen Ernährung des heranwachsenden Organismus zu streben; hierfür sind Toleranz und normales Gewichtsgedeihen selbstverständliche Voraussetzungen. Darüber hinaus müssen noch weit differenziertere Maßstäbe angelegt werden.

Die vielfältigen Versuche zur Modifizierung der Kuhmilch für die Säuglingsernährung führten Ende der dreißiger Jahre im Einzugsgebiet der deutschsprachigen Pädiatrie im wesentlichen zu einer Verdünnung der Kuhmilch im Verhältnis 2:1 und einem Ausgleich des so entstehenden kalorischen Defizits durch ein Polysaccharid (als sogenanntes 2. Kohlenhydrat) und Zucker. Teilweise wurde daneben auch weiterhin die ältere Halbmilch verwendet (Milchverdünnung 1:1, ebenfalls Zusatz eines Polysaccharids und Zucker). Diese Halbmilch fand insbesondere auf dem Gebiet der DDR nach dem Krieg noch sehr breite Anwendung, obwohl der Nachteil der sehr geringen Fettzufuhr deutlich wurde.

Nach dem Kriege begann die Entwicklung industriell hergestellter Fertignahrungen, die es bereits in den dreißiger Jahren in größerem Umfang gegeben hatte, einen schnellen Aufschwung zu nehmen. Im Laufe dieser Entwicklung kam es auch sehr bald zu Nahrungen, die von den klassischen Vorbildern der bisher gebräuchlichen künstlichen Nahrungen abwichen und wieder einen Trend zur Anpassung an die Nährstoffrelationen der menschlichen Milch zeigten. Man sprach von „humanisierten" Nahrungen. Dieser Begriff wurde jedoch von den Kinderärzten allgemein abgelehnt, da von einer Angleichung an die Nährstoffzusammensetzung der Frauenmilch letztlich keine Rede sein konnte. Deshalb bürgerte sich der Ausdruck der „adaptierten" resp. „teiladaptierten" Nahrungen ein. Diese Nahrungen, die sich wieder am Vorbild der Frauenmilch orientieren, haben inzwischen weltweite Verbreitung gefunden und sich ausgezeichnet bewährt. Außer diesen adaptierten Nahrungen gibt es Säuglingsfertignahrungen mit anderen Nährstoffrelationen, so besonders mit einem höheren Eiweißanteil oder bestimmten Zusätzen. Diese Nahrungen entsprechen jedoch meist nicht den Bedürfnissen des Kindes, sondern wurden in kapitalistischen Ländern von den Herstellern aus rein ökonomischen Gesichtspunkten propagiert.

Industriell hergestellte Nahrungen für Säuglinge können hergestellt werden

- auf Kuhmilchbasis (hierunter fällt der größte Anteil aller verwendeten Nahrungen)
- auf der Basis von Sojaeiweiß (diese sind in erster Linie bei Unverträglichkeit von Kuhmilch-Eiweiß indiziert, werden jedoch auch bei anderen Erkrankungen verwendet)
- als Nahrungen auf der Basis von Eiweiß anderer Herkunft (sie haben mehr diätetisches Interesse, wenn man von Versuchsentwicklungen in Ländern absieht, in denen die genannten Eiweißsorten nicht ausreichend zur Verfügung stehen)
- als Beikost (hierunter versteht man jede Nahrung, die zusätzlich zur ursprünglichen flüssigen Nahrung gegeben wird, diese ergänzt, allmählich ersetzt und so zur späteren gemischten Kost des Kleinkindes überleitet; sie kann auf verschiedener Basis hergestellt werden (Milch, Fleisch, Cerealien, Gemüse)).

Die technologische Entwicklung bei der Herstellung künstlicher Säuglingsnahrungen erlaubt heute die Forderung, daß möglichst jeder Säugling, der von seiner Mutter nicht an der Brust ernährt werden kann, mit Fertignahrungen ernährt werden sollte. Sie haben den unbestreitbaren Vorteil einer bekannten und in der Regel für den Säugling günstigen Zusammensetzung der Nährstoffe nach Quantität und Qualität und bieten darüber hinaus eine größere Sicherheit gegenüber mikrobiellen Verunreinigungen als dies bei einer Herstellung im eigenen Haushalt der Fall ist.

Ernährungsphysiologische Aspekte für die Konzeption industriell hergestellter Säuglingsfertignahrungen

Entgegen der in früheren Jahrzehnten empirisch ermittelten Zusammensetzung künstlicher Nahrungen kann heute allein die Deckung des Bedarfs an den einzelnen Nährstoffen als Basis für die Konzeption künstlicher Nahrungen dienen.
Alle Empfehlungen für die ersten Lebensmonate beziehen sich auf die Nährstoffzufuhr bei Ernährung mit menschlicher Milch. Bei künstlicher Ernährung sind jedoch einige besondere Aspekte bei einzelnen Nährstoffen zu berücksichtigen.

Typen von Säuglingsnahrungen

Anfangsnahrung (auch als adaptierte Nahrung oder starting formula bezeichnet)

Die Nahrungen, die hierunter begriffen werden, sind in den Nährstoffrelationen weitgehend an die Zusammensetzung der menschlichen Milch angeglichen. Sie enthalten als einziges Kohlenhydrat Laktose und sind durch Manipulationen des Fettkörpers dem Fettsäurespektrum der Frauenmilch angenähert. Die meisten Nahrungen, die im internationalen Maßstab unter diese Rubrik fallen, weisen außerdem eine Veränderung der Eiweißkörper auf. Man hat hierbei meist eine gleiche Relation von Kasein und Molkenprotein (1:1,5) wie in der menschlichen Milch hergestellt. Bisher fehlt allerdings ein Beweis dafür, daß eine derartige Veränderung der Eiweißstruktur günstig oder notwendig ist. Diese Aussage bezieht sich auf normalgewichtige Neugeborene und ältere Säuglinge. Es liegen Hinweise vor, daß bei mindergewichtigen Neugeborenen ein Vorteil im Hinblick auf die Angleichung der Eiweißstruktur resultieren könnte.
Die Konzentration und gegenseitige Relation der Mineralien wird im allgemeinen ebenfalls der menschlichen Milch angeglichen. Hierbei ist sicher eine gewisse Vorsicht bei der Dosierung von Kalzium erforderlich, bei dem man sich zumindest an den höheren Grenzwerten der Frauenmilch orientieren sollte.
Im Prinzip wird auch bei den Vitaminen eine Orientierung an den Konzentrationen in der Frauenmilch durchgeführt.
Eine Ausnahme macht in jedem Fall das Vitamin D, das in der Frauenmilch ebenfalls in unzureichender Konzentration enthalten ist, wobei am Rande erwähnt werden soll, daß Vitamin D nach neueren Auffassungen kein Vitamin im strengen Sinne der Definition ist.
Geteilte Meinungen bestehen bisher auch über die Notwendigkeit der Anreicherung von Anfangsnahrungen mit Eisen. Der gesunde reifgeborene Säugling kommt nach normaler Geburt mit den ihm von der Mutter mitgegebenen Eisenvorräten bis zum 6., mindestens jedoch bis zum 4. Monat aus und benötigt erst dann eine Eisenzufuhr in ausreichender Höhe mit der Nahrung.

Fertignahrungen für ältere Säuglinge (follow up formula)

Wie bereits erwähnt, sind derartige Nahrungen nicht unbedingt erforderlich, da die Anfangsnahrung — wie auch die menschliche Milch — für die Ernährung im 1. Lebensjahr ausreichend ist. Hierbei wird vorausgesetzt, daß zu den entsprechenden Zeitpunkten Beikost in geeigneter Qualität zusätzlich verabfolgt wird.
Die Fertignahrungen für ältere Säuglinge wurden unter der Vorstellung befürwortet, daß die Beikost, die allmählich die Anfangsnahrung ersetzt, in mancher Hinsicht insuffizient sein kann. Bei den in der DDR erhältlichen Naßkonserven der Reihe „Für's Kind" ist das nicht der Fall. Dieser Gesichtspunkt trifft jedoch häufig dann zu, wenn die Beikost im Haushalt selbst hergestellt wird; besonders Gemüsebreie liefern in diesem Fall nur geringe Mengen an verwertbarem Eiweiß. Aus diesem Grunde ist der Eiweißgehalt der Nachfolgenahrungen ausnahmslos höher als derjenige von Anfangsnahrung. Für diese Fertignahrungen muß ebenfalls eine Eisenanreicherung empfohlen werden.

Fertignahrungen für Neugeborene mit niedrigem Geburtsgewicht

Es besteht kein Zweifel, daß für die in mancher Hinsicht sehr heterogene Gruppe der Neugeborenen mit geringem Geburtsgewicht spezielle Anforderungen an die Ernährung bestehen, die sich von denjenigen normalgewichtiger Neugeborener unterscheiden. Auf dem Weltmarkt werden seit Jahrzehnten immer wieder entsprechende Nahrungen angeboten. Es muß jedoch mit Nachdruck darauf hingewiesen werden, daß bisher noch keine zuverlässigen Grundlagen für die Konzeption derartiger Nahrungen bestehen. Z. Z. wird sehr intensiv über dieses Problem gearbeitet, und es ist zu erwarten, daß in 2—3 Jahren zuverlässige Empfehlungen für solche Fertignahrungen gegeben werden können.

Beikost

Auf die Besonderheiten der Beikost soll an dieser Stelle nicht eingegangen werden. Es sei nur der Hinweis gestattet, daß die Milchindustrie an dieser Nahrungsform ebenfalls interessiert sein muß. Einerseits wird Milchpulver als hochwertiger Eiweißstoff zusätzlich verwendet, andererseits werden für den älteren Säugling Fertigbreie auf Milchbasis empfohlen. Der seit längerer Zeit im Handel erhältliche „KiNa-Milchbrei" ist ein gutes Beispiel für eine derartige Form der Beikost.

Technologische Aspekte der Fertignahrungen auf Milchbasis

Nahrungen in Pulverform

Die bisher verwendeten und in der DDR allein gebräuchlichen Nahrungen in Pulverform haben zumindest einen erheblichen Nachteil für die Praxis: die physikalische Beschaffenheit des vorliegenden Pulvers führt dazu, daß bei Benutzung der üblichen Meßlöffel sehr häufig zuviel Pulver abgemessen und daher die Nahrung zu konzentriert verfüttert wird. Das führt zur Überernährung und zumindest bei einem Teil der Kinder zur späteren Entwicklung einer Fettsucht, die dann nur schwer zu beeinflussen ist. Im Laufe der Jahre ist immer wieder die Forderung an die Lebensmittelindustrie ergangen, durch geeignete Technologien die Pulvermilch so zur Verfügung zu stellen, daß die Pulvermengen leicht und fehlerfrei abzumessen sind.
Außerdem muß vom Kinderarzt gefordert werden, die Qualität im Hinblick auf die mikrobielle Sicherheit so weit zu erhöhen, daß ein Abkochen der Nahrung nicht mehr notwendig ist. Der volle Vorteil der Pulvernahrungen ist erst dann in der Praxis nutzbar, wenn das Pulver für die einzelne Mahlzeit in der Flasche mit trinkwarmen Wasser aufgelöst und die Nahrung sofort verfüttert werden kann.
Es wäre weiterhin zu überprüfen, welche Vorteile die Abfüllung der pulveri-

sierten Nahrung unter Stickstoff oder im Vakuum bringen würde. Die Vorteile für den Handel liegen auf der Hand. Darüberhinaus ist jedoch auch für diese Technologie die Frage zu stellen, in welchem Umfang eine höhere Sicherheit gegen bakterielle Kontaminationen zu erreichen ist.

Trinkfertige Nahrungen (Fluid-Nahrungen)

Die trinkfertigen Säuglingsnahrungen haben im Verlaufe der letzten 10 Jahre in vielen Ländern eine sehr schnelle Verbreitung erlangt und in den USA die Nahrung in Pulverform weitgehend verdrängt. Es liegen aus jüngster Zeit einige Untersuchungen vor, die darauf hinweisen, daß die trinkfertigen Nahrungen erheblich sicherer im Hinblick auf die Gefahr bakterieller Kontaminationen sind, ein Vorteil, der besonders für die Betreuung von Säuglingen in Kindereinrichtungen deutlich wird. Der zweite große Vorteil ist der einer erheblichen Rationalisierung auf dem gesamten Pflegesektor. Diese Vorteile sind so offenkundig und so schwerwiegend, daß man auch in der DDR umgehend mit der technologischen Forschung auf diesem Gebiet beginnen sollte.
Ausdrücklich sei darauf hingewiesen, daß hier nicht von der Verpackung von fertigen Säuglingsnahrungen die Rede ist. Es soll hier keineswegs die Forderung erhoben werden, daß diese Nahrungen in Einwegpackungen geliefert werden müssen. Das ist sicherlich nur für spezielle Zwecke erforderlich und bedarf einer gesonderten Diskussion.

Forschungstrends auf dem Gebiete der Säuglings-Fertignahrungen

Wie bereits deutlich wurde, ist es sicher notwendig, sich auch in den kommenden Jahren kontinuierlich mit den wissenschaftlichen Grundlagen für eine Optimierung von Säuglings-Fertignahrungen zu beschäftigen. Für die Ernährung stoffwechselgesunder Kinder im 1. Lebensjahr stehen die folgenden Probleme im Vordergrund:

- Klärung der Frage der Eiweißqualität und -quantität. Hier verdient insbesondere die Frage nach der Zweckmäßigkeit der Relation von Kasein zu Molkenprotein eine Antwort, die mit dem Einsatz moderner Methoden gegeben werden muß.
- Die Notwendigkeit und Höhe essentieller Fettsäuren muß ebenfalls detailliert untersucht werden.
- Auch über die Höhe der Zufuhr von Cholesterol in der Nahrung existieren zur Zeit keine ausreichend fundierten Vorstellungen. Mit Frauenmilch wird erheblich mehr Cholesterol zugeführt als mit künstlichen Nahrungen. Es ist bisher unbekannt, ob die Menge des zugeführten Cholesterols im Laufe der ersten Lebenszeit eine Bedeutung für die Entwicklung der Regulation des Cholesterolstoffwechsels im späteren Leben hat.
- Probleme der Wirkung der Ernährung auf die Entwicklung der immunologischen Resistenz werden in den nächsten Jahren weiterhin Interesse haben. Es sei nur kurz auf die Möglichkeit der Induktion einer Bifidus-Flora auch beim künstlich ernährten Säugling und die Möglichkeit der Anreicherung mit enteral wirksamen Immunglobulinen hingewiesen.
- Die Frage der Anreicherung mit Eisen kann z. Z. noch nicht zufriedenstellend beantwortet werden. Es besteht weitgehend Einmütigkeit darüber, daß Anstrengungen unternommen werden müssen, um den Eisenbedarf nach dem 4. Lebensmonat in ausreichender Höhe zu decken.
- Das in der DDR bewährte System der Rachitisprophylaxe durch sogenannte Dekristolstöße hat sich zwar als wirksam erwiesen, ist jedoch völlig unphysiologisch. In den kommenden Jahren wird die Möglichkeit eines physiologischeren Vorgehens sicher zu diskutieren sein.

Bestimmte dringende technologische Probleme sollten nicht nur mit erheblicher Beschleunigung von der Industrieforschung bearbeitet werden, es ist darüber hinaus im Auge zu behalten, daß gewisse Veränderungen unbedingt notwendig sind und in einem Zeitraum in die Praxis überführt werden sollten, der erheblich kürzer sein muß, als das bisher der Fall war.
Das gilt vorrangig für die Veränderung der physiologischen Struktur und der mikrobiologischen Parameter der Pulvernahrung. Gleichzeitig muß die Entwicklung von trinkfertigen Säuglingsnahrungen in Angriff genommen werden. Diese Entwicklung sollte so geführt werden, daß in absehbarer Zeit eine Überführung in die Praxis möglich wird.
Es ist selbstverständlich, daß bei diesen Entwicklungen eine enge Zusammenarbeit zwischen der Grundlagenforschung, der technologischen Forschung und der wissenschaftlichen Bearbeitung der klinischen Anwendung Hand in Hand gehen müssen. Es besteht kein Zweifel, daß von seiten der Pädiatrie das erforderliche Interesse vorhanden ist und ein derartiges Vorgehen gefordert wird. Darüber hinaus sollte jedoch auch die Forschung innerhalb der Milchwirtschaft von sich aus die Initiative ergreifen und die Verpflichtung erkennen, auch in eigener Verantwortung nach Wegen zu suchen, um die Ernährung für unsere jüngsten Bürger ständig zu optimieren.

Zusammenfassung

Die vorstehenden Ausführungen wurden unter dem Aspekt der Zusammenarbeit zwischen der Grundlagenforschung, der technologischen Forschung und der klinischen Forschung für eine weitere Verbesserung von Säuglingsnahrungen gegeben. Die Entwicklung zukünftiger Nahrungen muß immer eine optimale Deckung des Bedarfs an allen Grund- und Zusatznährstoffen anstreben. Hierfür werden verschiedene Nahrungsformen zur Verfügung stehen müssen. Die wichtigste Grundnahrung für den größten Teil aller gesunden Säuglinge ist eine Anfangsnahrung, die in ihrer Zusammensetzung und ihren funktionellen Eigenschaften der menschlichen Milch so nahe wie möglich kommen muß. Daneben wird in geringerem Umfang eine Fertignahrung für ältere Säuglinge erforderlich sein. Es besteht auch kein Zweifel an dem Bedarf einer speziellen Nahrung für Neugeborene mit niedrigem Geburtsgewicht — hier ist jedoch noch Grundlagenforschung zu leisten, ehe wirklich fundierte Aufgaben notwendig sind.
Auf dem technologischen Gebiet steht die Verbesserung der Pulvernahrungen nach physiologischer Struktur und mikrobiologischer Zuverlässigkeit an erster Stelle. Gleichzeitig sollte jedoch die Technologie der Herstellung von trinkfertigen Nahrungen in Angriff genommen werden.

Prof. Dr. habil. W. Plenert und
Dr. B. Czerny
Kinderklinik
Friedrich-Schiller-Universität
Jena

Die Fotos in diesem Heft stammen von ADN-Zentralbild (Seite 161, 162, 163, 164, 169, 177, 190, 192), Gehlert (Dresden) Seite 180 und 181, Prisma-Verlag (Leipzig) Seite 189, Widoffer (Leipzig) Seite 185 sowie Archiv-Baier Seite 190. Zeichnungen: Karin Becke

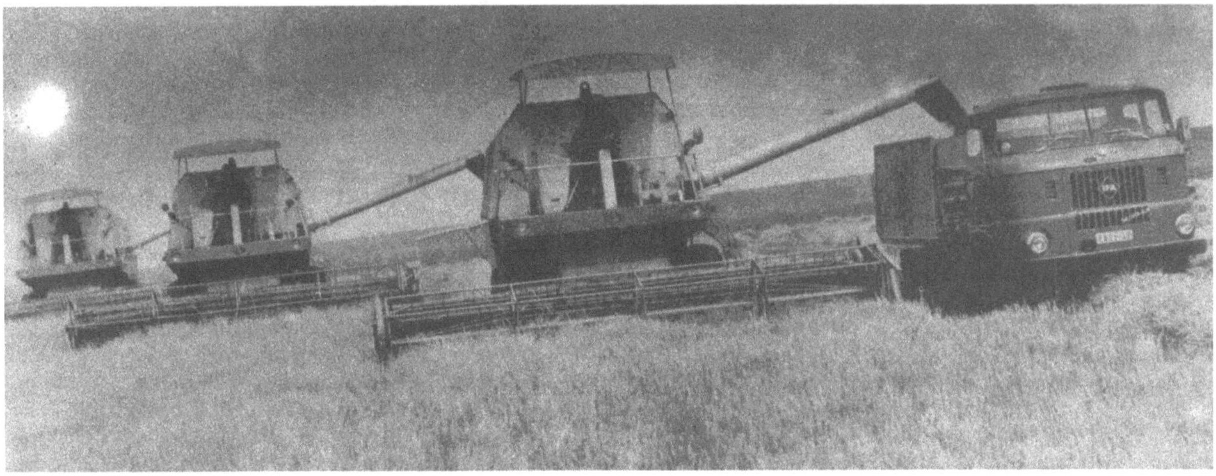

D. Schilling

Bessere Lebensmittelversorgung der Dorfbevölkerung — ein Beitrag zur weiteren Annäherung von Stadt und Land

Es mag zunächst verwundern, daß zu einem Zeitpunkt, an dem die Werktätigen in der Land- und Nahrungsgüterwirtschaft längst die Voraussetzungen einer stabilen Versorgung der gesamten Bevölkerung mit Grundnahrungsmitteln geschaffen haben, Ernährungssituation und Lebensmittelversorgung der Landbevölkerung Gegenstand einer intensiven Betrachtung sind. Jedoch ordnet sich die weitere Verbesserung der Versorgung der Landbevölkerung mit Konsumgütern in die gesellschaftliche Aufgabenstellung ein, das materielle und kulturelle Lebensniveau des Volkes weiter zu erhöhen und mit der weiteren Gestaltung der entwickelten sozialistischen Gesellschaft die noch bestehenden Unterschiede zwischen Stadt und Land zu überwinden, um die Lebensbedingungen des Dorfes der Stadt anzugleichen. Verantwortung und Aufgaben der Landversorgung stehen damit in unmittelbarer Verbindung mit dem im Programm der SED gesteckten Zielen der Agrarpolitik.

Hohe Anforderungen an den Konsumgüterhandel

Die Grundlinie, daß die Intensivierung der sozialistischen Landwirtschaft und die Überwindung wesentlicher Unterschiede zwischen Stadt und Land von allen Zweigen der Volkswirtschaft verstärkt zu unterstützen ist, gilt im vollen Umfang für den Konsumgüterhandel.

Mit dem Wachstum der warenproduzierenden Landwirtschaft wächst die Nachfrage der Landbevölkerung nach Erzeugnissen der verarbeitenden Industrie, die der individuellen Konsumtion dienen, quantitativ und qualitativ.

Mit dem Fortschreiten von Wissenschaft und Technik und der weiteren Herausbildung sozialistischer Produktionsverhältnisse auf dem Lande verändern sich sowohl die Bedürfnisse als auch die Bedingungen ihrer immer besseren Befriedigung. Diese Wechselbeziehungen stellen hohe Anforderungen an die Leitung und Planung der Versorgungsprozesse.

Die Herausbildung sozialistischer Arbeits- und Lebensbedingungen als Bestandteil einer sozialistischen Lebensweise ist mit Voraussetzung für die weitere Intensivierung der Landwirtschaft. Dazu hat der Konsumgüterhandel einen entscheidenden Beitrag zu liefern, denn mit dem Wirkungsgrad des Konsumgüterhandels verbessern sich auf dem Lande die Bedingungen, diesen Erfordernissen in wachsendem Umfang gerecht zu werden. So wird auch hier die individuelle Konsumtion zum Wachstumsfaktor der gesellschaftlichen Entwicklung.

Es ist charakteristisch für den gegenwärtigen Entwicklungsstand, daß die Ernährungsbedürfnisse der Landbevölkerung vorangig als Bedarf nach Lebensmitteln in Erscheinung treten. Die Bereitstellung eines entsprechenden Warenangebotes in den Dörfern wird zu einer vordringlichen Aufgabe der Landversorgung. Es stimuliert im hohen Maße die Arbeitsproduktivität und die Durchsetzung der Übereinstimmung gesellschaftlicher Erfordernisse mit den persönlichen Interessen.

Die Entwicklung der Landversorgung als historischer Prozeß

Der unter Führung der Arbeiterklasse mit der demokratischen Bodenreform eingeleitete grundlegende Wandel des Dorfes brachte auch die Beseitigung der Vernachlässigung und der Rückständigkeit des Dorfes hinsichtlich des Warenaustausches mit Konsumgütern. Der karge Lohn der Tagelöhner und das geringe Einkommen der landarmen Bauern unter kapitalistischen Produktionsverhältnissen boten kein Ausdehnungsfeld für den Handel. Darum wurde die schrittweise Verbesserung der Versorgung auf dem Lande und die Forcierung des Warenaustausches zwischen Stadt und Land zum festen Bestandteil der Politik unserer Regierung.

Nach dem Sturz des Hitlerfaschismus galt es zunächst, Lebensmittelreserven

zur Versorgung der städtischen Bevölkerung zu mobilisieren und der bäuerlichen Landbevölkerung Industriewaren, insbesondere Produktionsmittel, im Austausch anzubieten. Gleichzeitig war es unerläßlich, die Versorgung der ländlichen Bevölkerung mit Waren des täglichen Bedarfs zu organisieren und die Voraussetzungen für eine harmonische Entwicklung zwischen Stadt und Land zu schaffen.
Einen wesentlichen Anteil an dieser Entwicklung haben die Konsumgenossenschaften. Es ist als eine großartige Leistung zu werten, daß in relativ kurzer Frist in fast allen Dörfern für die ländliche Bevölkerung Einkaufsmöglichkeiten geschaffen wurden. Mit ihrer umfassenden materiell-technischen Basis und Versorgungsleistung sind die Konsumgenossenschaften nunmehr zum Hauptträger der Versorgung der Landbevölkerung geworden.
Die Initiative der Konsumgenossenschaften und ihrer Mitglieder bei der systematischen Verbesserung des Warenangebotes in den ländlichen Verkaufsstellen hat einen entscheidenden Anteil daran, daß die Versorgung der ländlichen Bevölkerung mit Waren des täglichen Bedarfs im allgemeinen als gesichert bezeichnet werden kann.

Ländliche Einkaufszentren — Kaufhallen des Dorfes

Mit der Konzentration aller gesellschaftlichen Kräfte auf die Hauptaufgabe wurde seit dem VIII. Parteitag der SED der bisher größte Leistungsanstieg unserer Volkswirtschaft in einer Fünfjahrplanperiode erreicht. Diese erfolgreiche Wirtschaftspolitik von Partei und Regierung spiegelt sich ebenfalls in einem wachsenden Niveau bei der Versorgung der Landbevölkerung mit Waren des täglichen Bedarfs wider.
Bei Nahrungs- und Genußmitteln zeigen die Analysen in der Tendenz höhere Zuwachsraten auf dem Lande gegenüber den Städten. Diese Umsatzentwicklung ist ein Beweis dafür, daß die Forderung, den Bedarf zum Ausgangspunkt der Leitung und Planung der Versorgung zu nehmen, ebenfalls bei der Landversorgung ständig besser erfüllt wurde.
Ein wesentlicher Niveauzuwachs in der Landversorgung wurde mit der Einrichtung von ländlichen Einkaufszentren (LEZ) erreicht. Sie leiteten eine neue Etappe der modernen Versorgung der Bevölkerung auf dem Lande mit Waren des täglichen Bedarfs ein. Im Zeitraum von 1971 bis 1975 wurden 90 LEZ neu erbaut, weitere 169 entstanden durch Um- und Ausbauten. Gegenwärtig sind es bereits über 300.
Darüber hinaus wurden auf dem Wege der Rationalisierung in den zurückliegenden Jahren die materiell-technischen Voraussetzungen für die Versorgung auf dem Lande weiter verbessert.
Gute Ergebnisse wurden vor allem dann erreicht, wenn die örtlichen Organe entsprechend ihrer Verantwortung sich der Probleme der Landversorgung aktiv annahmen und sich dabei auch auf die Initiative der Bevölkerung stützten.

Niveaugefälle noch nicht überall überwunden

Die überzeugenden Aktivitäten zur Verbesserung der Landversorgung führten zu einem weiteren Abbau der Unterschiede im Versorgungsniveau zwischen Stadt und Land, aber trotz aller Anstrengungen der Mitarbeiter der Handelsbetriebe ist das Niveaugefälle zwischen Stadt und Land noch nicht völlig überwunden. Der erreichte Stand bietet jedoch gute Ausgangsbedingungen, noch vorhandene Unterschiede zielgerichtet in Angriff zu nehmen und neue herangereifte Entwicklungsfragen schrittweise zu lösen. Anknüpfend an positive Beispiele gilt es, folgende Probleme in sozialistischer Gemeinschaftsarbeit aller an der Versorgung der Landbevölkerung Beteiligten zu lösen:

- Die Widerspiegelung der insgesamt erreichten Stabilität unserer Warenproduktion und des Warenangebotes im konkreten Warenangebot der einzelnen Landverkaufsstellen
- Das wirksame und ausreichende Angebot neuentwickelter Erzeugnisse mit gesundheitsfördernden bzw. zeiteinsparenden Eigenschaften im Sortiment der Verkaufsstellen auf dem Lande
- Der Einsatz handelsspezifischer Mittel der Warenpräsentation, der Kundeninformation und der warenbezogenen Werbung zur gezielten Einflußnahme auf das Konsumverhalten in den Landverkaufsstellen mit der Intensität wie in den Verkaufsstellen der Städte
- Die weitere Entwicklung einer gesundheitsfördernden Ernährungsweise in den Einrichtungen der gesellschaftlichen Speisung auf dem Lande (sowohl in den Gaststätten als auch in der Gemeinschaftsverpflegung)
- Bessere Versorgung der Beschäftigten in den industriemäßigen Produktionsanlagen der sozialistischen Landwirtschaft
- Schnellere Verbesserung der materiell-technischen Voraussetzungen für die Versorgung der Landbevölkerung im Interesse des weiteren Abbaus der noch vorhandenen Niveauunterschiede
- Nutzung und Verallgemeinerung der guten Erfahrungen und Beispiele in der Landversorgung zur Überwindung der Niveauunterschiede zwischen den verschiedenen Territorien und Dörfern.

Es ist allerdings festzustellen, daß die Niveauunterschiede bei der Versorgung mit Lebensmitteln nicht nur zwischen Stadt und Land im allgemeinen bestehen, sondern daß es auch zwischen Kreisen, Orten und Gemeinden teilweise eine Differenziertheit gibt, die im konkreten Einzelfall sogar sehr erheblich sein kann.

Neue Wirkungsbedingungen beachten

Der Übergang zur industriemäßigen Produktion führt zu vielschichtigen Veränderungen innerhalb der sozial-ökonomischen Struktur der gesamten Landbevölkerung. Die Anzahl der in der Landwirtschaft Beschäftigten ist zurückgegangen. Gegenwärtig beträgt der Anteil der in der Landwirtschaft Beschäftigten an der werktätigen Landbevölkerung zirka 40%; er liegt im Bezirk Neubrandenburg mit über 50% am höchsten, im Bezirk Suhl mit unter 20% am niedrigsten. Selbst in einer Familie arbeiten häufig einzelne Mitglieder in der Landwirtschaft, andere in der Industrie oder anderen Volkswirtschaftszweigen.
Eine weitere, hinsichtlich der Versorgung ländlicher Gebiete immer mehr an Bedeutung gewinnende Aufgabe leitet sich aus dem Anwachsen des Tourismus und der Naherholung ab. Beide — Tourismus und Naherholung — vertiefen die Kontakte zwischen Stadt und Land und beeinflussen das ökonomische und kulturelle Leben auf dem Lande.

Zur Entwicklung der ländlichen Siedlungsstruktur

Aus der ländlichen Siedlungsstruktur als wesentliche territoriale Bedingung der Entwicklung der Bedürfnisse und ihrer Befriedigung leiten sich Kompliziertheit und Differenziertheit der Versorgungsaufgaben ab, deren Lösung hohe Anforderungen stellt.
Andererseits hängt die Weiterentwicklung und Stabilisierung der ländlichen Siedlungsstrukturen im hohen Maße

von der komplexen Lösung aller Betreuungs- und Versorgungsaufgaben ab.
Die übliche Verfahrensweise, die Gemeinden unter 2000 Einwohner als Landgemeinden zu zählen, spiegelt nicht die tatsächliche Situation wider. Hinter den verschiedenen Größengruppen der Gemeinden über 2000 Einwohner verbergen sich ebenfalls eine Anzahl von Orten mit ausgesprochen ländlichem Charakter und den dafür typischen Bedingungen für die Versorgungslösung. Es kann davon ausgegangen werden, daß zirka 30% der Bevölkerung der DDR unter ländlichen Bedingungen wohnt.
Die Analyse der Entwicklung der ländlichen Siedlungsstruktur zeigt neben der Tendenz des Rückgangs der Landbevölkerung einen Konzentrationsprozeß in zentralen Orten des ländlichen Siedlungsnetzes. Dieses betrifft vorrangig gesellschaftliche Einrichtungen, aber auch die Bevölkerungswanderung selbst. Andererseits zeichnet sich im Ergebnis des ländlichen Wohnungsbauprogramms und der erfolgreichen Lösung vieler Probleme der Arbeits- und Lebensbedingungen in vielen Territorien eine Stabilisierung ab.
Verbunden mit den Vorzügen auf Grund ihres Erholungswertes und ihres natürlichen Reichtums, entwickelt sich das ländliche Siedlungsnetz in sinnvoller Ergänzung zur sozialistischen Gestaltung der Städte zu einem integrierten Bestandteil der gesamten Siedlungsstruktur.
Das stationäre Netz der Verkaufsstellen wird noch auf lange Sicht als die Hauptquelle für den Einkauf der Waren des täglichen Bedarfs gesehen.
Für die Entwicklung der materiell-technischen Basis der Landversorgung leitet sich daraus sowohl die weitere Konzentration auf die Errichtung leistungsfähiger LEZ als auch die Sicherung eines stabilen Angebotes an Grundnahrungsmitteln und Industriewaren des täglichen Bedarfs in kleinen und mittleren stationären Verkaufsstellen im Umland der ländlichen Siedlungszentren und kleinen Landstädte ab.

Arbeits- und Lebensbedingungen auf dem Lande

Mit der sozialistischen Produktionsweise und den Errungenschaften des wissenschaftlich-technischen Fortschritts auf dem Lande gleichen sich die Arbeits- und Lebensbedingungen der gesamten Dorfbevölkerung immer mehr denen der Werktätigen in den Städten an. Es bilden sich zunehmend Merkmale einer sozialistischen Lebensweise heraus.
Charakteristisch für die Entwicklung der Arbeitsbedingungen ist der Rückgang der ehemals überwiegenden schweren körperlichen Landarbeit. Die Arbeitszeit paßt sich immer mehr der der Industrie an. Die Mehrschichtarbeit setzt sich im wachsenden Umfang durch.
Weiterhin führen Konzentration und Spezialisierung zum komplexen Arbeitseinsatz in größeren Gruppen und somit zur räumlichen Trennung von Wohnort und Arbeitsort. Gleichzeitig erhöhen sich ständige oder zeitweilige soziale Kontakte und Beziehungen zwischen den Werktätigen aus verschiedenen Wohnorten.
Nicht zuletzt tritt die Forderung nach sinnvoller Freizeitnutzung immer mehr in den Vordergrund. Das bezieht sich besonders auf die Frauen, die auch auf dem Lande noch zu einem erheblichen Umfange mit Arbeit im Haushalt und für den Einkauf von Lebensmitteln belastet sind.
In der Entwicklung des gesamten Bildungsniveaus kann die einstige Rückständigkeit der Landbevölkerung heute als überwunden gelten. Damit ist gleichzeitig ein Wachsen der geistigen Bedürfnisse der Landbewohner sowie ein Wandel in der kulturellen Entwicklung auf dem Lande eingetreten. Beides schlägt sich in immer stärkerem Maße bei der Problematik der materiellen Bedürfnisse nieder. Die individuelle Hauswirtschaft ist als Quelle des Einkommens und in ihrer Bedeutung für die Befriedigung der Lebensmittelbedürfnisse zurückgegangen. Hieraus leiten sich entscheidende Forderungen an den Umfang und die Struktur des Lebensmittelangebotes ab.
Nicht zuletzt drückt sich diese Entwicklung in veränderten Verbrauchs- und Einkaufsgewohnheiten aus, die sich ebenfalls denen der Arbeiter- und Angestellten-Haushalte in den Städten annähern. Einen zunehmenden Einfluß haben die sozialen Funktionen der Betriebe und Einrichtungen, die im Wachstum der gesellschaftlichen Konsumtionsfonds zum Ausdruck kommen.

Ernährungssituation auf dem Lande befriedigt noch nicht

Die Verbrauchsgewohnheiten auf dem Lande in bezug auf die Ernährung haben mit den sich vollziehenden grundlegenden Veränderungen nicht überall Schritt gehalten. Die gegenwärtige Ernährungssituation der Landbevölkerung ist durch eine steigende Tendenz zum Übergewicht, insbesondere bei den Frauen, infolge falscher Ernährungsweise gekennzeichnet. Die Ursache liegt in der Beibehaltung hergebrachter Gewohnheiten der Art und Weise der Ernährung. Die Möglichkeiten der Einflußnahme sowohl auf die Herausbildung der Ernährungsbedürfnisse als auch auf die Art und Weise ihrer Befriedigung wurden bisher auf dem Lande zumeist unzureichend genutzt.
Bezeichnend ist der Zusammenhang zwischen den zunehmenden Erscheinungen der Fehlernährung und dem wachsenden Einkommen der Landbevölkerung. Die Ausgaben der Genossenschaftsbauern überschreiten heute bei Lebensmitteln bereits die der Industriearbeiter und Angestellten. In einem erheblichen Umfang werden darüber hinaus Erzeugnisse aus der individuellen Hauswirtschaft konsumiert. Ein Vergleich der Ausgaben für Nahrungsmittel in Arbeiter- und Angestellten-Haushalten und Haushalten von Mitgliedern landwirtschaftlicher Produktionsgenossenschaften über einen längeren Zeitraum zeigt allerdings eine positive Tendenz der Annäherung an die Verbrauchsstruktur der Arbeiter und Angestellten, die bereits weit besser wissenschaftlich begründeten Ernährungsempfehlungen entspricht.
Im Zusammenhang mit einer gesunden Ernährungsweise werden verstärkt Fragen der Zeiteinsparung beim Einkauf und bei der Zubereitung von Lebensmitteln diskutiert. Untersuchungen zeigten, daß hier keineswegs nur einseitig überholte Gewohnheiten, sondern auch eine falsche Struktur und die Instabilität des Lebensmittelangebotes in negativer Hinsicht „stimulierend" wirken können.

Verantwortung der örtlichen Staatsorgane

Einen Schwerpunkt bei der weiteren Verbesserung der Versorgung der Landbevölkerung mit Lebensmitteln bildet die Wahrnehmung der Verantwortung durch die örtlichen Staatsorgane. Der differenzierte Stand der Versorgung in den Kreisen und Gemeinden hat zum Teil bereits seine Ursache in einer noch vorhandenen Unterschätzung der Bedeutung der Versorgung und des Handels bei der Intensivierung unserer Landwirtschaft und vor allem bei der Entwicklung der Arbeits- und Lebensbedingungen auf dem Lande. Darüber hinaus wirken sich vorhandene Unzulänglichkeiten bei der Leitung, Planung und ökonomischen Stimulierung der Versorgung auf Grund der Spezifik und der Kompliziertheit der Landversorgung besonders negativ aus. Es gibt auch verschiedentlich Anzeichen, daß eine falsch verstandene, einseitig auf den betrieblichen Reingewinn orientierte Ökonomie die Lösung der Versorgungsaufgaben auf dem Lande hemmt.

Ausgehend von den Bezirksversorgungsplänen und den langfristigen territorialen Entwicklungskonzeptionen ist es notwendig, daß die Kreisversorgungskonzeptionen die Probleme der Landversorgung entsprechend ihrer Spezifik konkret und umfassend berücksichtigen. Sie sollten gleichzeitig die Grundlage für die Entwicklung des komplex-territorialen Wettbewerbs zur Lösung der Versorgungsaufgaben sein.

Mit der Bildung von Gemeindeverbänden entstehen qualitativ neue Voraussetzungen, die Versorgung der Landbevölkerung auf steigendem Niveau zu organisieren. Die ersten Erfahrungen zeigen bereits, daß die komplexe Entwicklung der Versorgung sowohl mit Waren des täglichen Bedarfs als auch in bezug auf die gesellschaftliche Speisenwirtschaft in Übereinstimmung mit den sich herausbildenden ländlichen Siedlungsschwerpunkten in den Territorien der Gemeindeverbände erfolgreicher gelöst werden kann. Das trifft besonders dann zu, wenn gemeinsam mit den Einzelhandelsbetrieben in den Territorien der Gemeindeverbände in Übereinstimmung mit den Bereichen der landwirtschaftlichen Produktion ländliche Einkaufszentren als Leiteinrichtung für die Versorgung mit Waren des täglichen Bedarfs entwickelt werden. Es bietet sich an, daß die Versorgungsaufträge der einzelnen Verkaufsstellen des Territoriums eines Gemeindeverbandes durch die entsprechende Kommission und die Leiteinrichtung koordiniert werden.

Ein anspruchsvolles Lebensmittelangebot sichern

Die Gestaltung des konkreten Warenangebotes jeder einzelnen Landverkaufsstelle ist das Kernproblem der bedarfsgerechten und gleichzeitig nachfragestimulierenden Lebensmittelversorgung. Dabei liegt die neue Qualität bei der Gestaltung des Lebensmittelangebotes in einer höheren Stabilität der gebrauchswertmäßigen Feinstruktur.

Bei der Lösung dieser Aufgaben kommt der Entwicklung des Waren- und Leistungskataloges und seiner konsequenten Umsetzung eine große Bedeutung zu. Das ist eine entscheidende Voraussetzung für die Verbesserung des Lebensmittelangebotes in den Dörfern.

Eine große Bedeutung hat dabei die weitere Qualifizierung der Bedarfsforschung und -ermittlung. Sie ist sowohl Voraussetzung für die Konkretisierung des Versorgungsauftrages entsprechend den örtlichen Bedingungen als auch für eine gründlich vorbereitete Bestellung, über die letzten Endes erst die endgültige Umsetzung in eine konkrete gebrauchswertmäßige Angebotsstruktur erfolgt.

Auf dieser Grundlage ist gleichzeitig eine sinnvolle Abstimmung zwischen den Landverkaufsstellen der verschiedenen Größengruppen und dem städtischen Handelsnetz einschließlich der Spezialverkaufsstellen des Lebensmittelangebotes durchzusetzen. Das bedeutet ebenfalls eine klare Information gegenüber den Verbrauchern, welche Artikel und Sorten z. B. in einem ländlichen Einkaufszentrum zum Unterschied zur örtlichen Verkaufsstelle bzw. Kaufhalle oder zur Lebensmittelspezialverkaufsstelle in der Stadt geführt werden.

Die notwendige Qualifizierung der Warenpräsentation, der Information und der warenbezogenen Werbung und damit der Verkaufsaktivitäten im Sinne der Einflußnahme auf die Herausbildung sozialistischer Lebensweise steht in engem Zusammenhang mit der Qualifizierung der Mitarbeiter, insbesondere auf warenkundlichem Gebiet.

Einen Schwerpunkt bildet die Versorgung der Bevölkerung in kleinen Dörfern ohne stationäre Verkaufsstelle. Neben dem Einsatz ambulanter Versorgungszüge, die allerdings eine einseitige Anpassung der Dorfbevölkerung an die Verkaufszeiten nach sich zieht, wird die Einrichtung stationärer Verkaufseinrichtungen in verschiedenen Varianten, z. B. hinsichtlich der Öffnungszeiten entsprechend der Kundenfrequenz, Zuordnung zu Stammverkaufsstellen und der Entwicklung des Bestelldienstes über das ländliche Einkaufszentrum unterstützt. Es geht hierbei um einen Komplex von Maßnahmen, die Zwischenlösungen nicht ausschließen und einen Verzicht auf Rentabilität und relativ geringe gesellschaftliche Wirksamkeit zeitweilig unumgänglich machen.

Kooperationsbeziehungen vervollkommnen

Die erfolgreiche Lösung der Aufgaben auf dem Gebiet der Landversorgung stellt höhere Anforderungen an die Lieferpartner der Versorgungseinrichtungen und ist nur über die Vervollkommnung der sozialistischen Gemeinschaftsarbeit zu verwirklichen. Die Ausdehnung der Kooperationsbeziehungen ist neben den gemeinschaftlichen Bestrebungen nach effektiven Lösungen des Warenumschlages verstärkt auf eine höhere Stabilität des Lebensmittelangebotes und die Unterstützung der Verkaufsaktivitäten des Einzelhandels auszurichten.

Ein Schwerpunkt ist die gemeinsame Position zur Gestaltung des Lieferrhythmus. Auf keinen Fall dürfen Rationalisierungsbestrebungen beim Großhandel und bei den Endproduzenten zum Nachteil der Landversorgung wirksam werden. Das bezieht sich ebenfalls auf die Mindestbezugsmengen.

Die Bedienungs-, Beratungs- und Betreuungsfunktionen als Kernstück der Kooperationsbeziehungen zwischen Einzelhandel und seinen Lieferpartnern sind in bezug auf die Anforderungen der Landverkaufsstellen einschließlich der Einrichtung der gesellschaftlichen Speisung auf dem Lande auszuprägen.

Die Vorteile der Einkaufs- und Informationszentren (EIZ) sollten für die Verkaufsstellen des Einzelhandels und der Einrichtungen der gesellschaftlichen Speisung auf dem Lande voll nutzbar werden. Reserven liegen in der verstärkten und sinnvollen ökonomischen Stimulierung, wie z. B. bei der Warenanlieferung an die einzelnen Landverkaufsstellen entsprechend dem unterschiedlichen Erschwernisgrad.

Mehr Beachtung der Gemeinschaftsverpflegung auf dem Lande

Mit der Orientierung auf die weitere Verbesserung der Arbeiterversorgung, insbesondere des Werkküchenessens und die qualifizierte Leitung und Planung, durch den IX. Parteitag der SED ist ein weiterer Abbau der gegenwärtig auf diesem Gebiet noch vorhandenen Niveauunterschiede zwischen Stadt und Land verbunden. Die weitere Entwicklung gesellschaftlich organisierter Konsumtion von Lebensmitteln ist stets als Einheit von Gastronomie und Gemeinschaftsverpflegung und in ihren Wechselbeziehungen zur Befriedigung der Ernährungsbedürfnisse über das Angebot des Einzelhandels zu sehen.

Die sozialistischen Produktionsverhältnisse ermöglichen ein koordiniertes Vorgehen der in der gesellschaftlichen Speisenwirtschaft beteiligten Institutionen. Mit dem Aufbau von Zweckverbänden bzw. Interessengemeinschaften bildeten sich dazu bereits neue Organisationsformen in den Territorien heraus.

Es sollten Möglichkeiten erschlossen werden, auf dem Lande vorhandene geeignete Gaststättenkapazitäten bei wachsendem Niveau der gastronomischen Betreuung der Landbevölkerung

selbst für die Gemeinschaftsverpflegung nutzbar zu machen.
Mit dem schrittweisen Übergang zur industriemäßigen Produktion in der sozialistischen Landwirtschaft wachsen sowohl quantitativ als auch qualitativ die Aufgaben zur Versorgung der in diesen Bereichen unmittelbar Tätigen. Die höheren Anforderungen sind sowohl durch qualitative Verbesserungen der gesellschaftlichen Speisung zur Hauptmahlzeit und den Übergang von der Kampagneversorgung während der Ernte zur ganzjährigen Gemeinschaftsverpflegung als auch durch die Einführung der Pausen- und Zwischenverpflegung in Verbindung mit der Schichtarbeit gekennzeichnet.

Dr. sc. D. Schilling
Handelshochschule
Leipzig

Buchbesprechung

Zur Soziologie des Gesundheitsverhaltens

H. Hüttner; 1. Aufl., 143 Seiten, 28 Tabellen und 3 Abbildungen, VEB Verlag Volk und Gesundheit Berlin, 1977, Preis 15,— M.

Das Gesundheitsverhalten wird am Modell biosozialer Wechselwirkungen untersucht. Es spielt in der modernen Medizin eine besondere Rolle. Im einzelnen werden z. B. behandelt und aus gesellschaftlicher Sicht interpretiert: Tätigkeit und Gesundheit, Gemeinschaft und Gesundheit, Bewußtsein und Gesundheit, die soziale Differenzierung der Morbidität und Mortalität, Grundprinzipien der gesundheitlichen Verantwortung im Sozialismus, das Gesundheitsverhalten aus gesellschaftlicher und individueller Sicht, die Inanspruchnahme des Arztes und ihre sozialen Differenzierungen, die Teilnahme an Vorsorgeuntersuchungen, Grundsätze sowie soziale Voraussetzungen und Determinanten einer gesunden Lebensführung. Medizinsoziologische Analysen des Gesundheitszustandes und des Gesundheitsverhaltens der Bevölkerung werden als Prozeß in der entwickelten sozialistischen Gesellschaft und die somatische Konstituente nur als ein Teil der menschlichen Gesundheit gesehen. Aspekte des Ernährungsverhaltens, der Ernährungssoziologie oder des Ernährungsbewußtseins werden kaum angesprochen. Die Broschüre ist als wertvoller Beginn zu sehen, die soziale Seite des Gesundheitsverhaltens und des Gesundheitszustandes bewußter zu erkennen und für Prophylaxe und Therapie intensiver zu nutzen.

M. Möhr

Zur Erinnerung an Prof. Dr. med. Martin Vogel

Ein Pionier auf dem Gebiet der Gesundheitserziehung und der Erziehung zu einer gesundheitsfördernden Ernährung

Geboren am 13. November 1887, tödlich verunglückt am 10. November 1947

Prof. Vogel wirkte unermüdlich als Landarzt, als Mitglied der Gesellschaft für medizinische Aufklärung, als Assistent, Kustos und Wissenschaftlicher Direktor des Deutschen Hygiene-Museums Dresden für eine seinerzeit moderne Volksaufklärung zur gesunden Lebens- und Ernährungsweise. Neben seinen wissenschaftlichen Arbeiten — wovon Bücher, Zeitschriften und insgesamt 100 Veröffentlichungen Zeugnis ablegen — hat er sich um eine volkstümliche Darstellung wissenschaftlicher Ergebnisse verdient gemacht.
Bereits 1925 schrieb er die erste Monographie über „Hygienische Volksbildung", die 1928 ins Russische übersetzt in Moskau herausgegeben wurde. Aus seiner Feder stammen weiterhin die Schriftenreihe „Leben und Gesundheit" sowie eine Bilder- und Textsammlung „Der Mensch", deren 2. Auflage aus politischen Gründen von den faschistischen Machthabern verhindert wurde. Vogel war Begründer eines Archivs über alle zur Hygiene im weitesten Sinne gehörenden Wissensgebiete, darunter einer Sammlung internationaler hygienischer Plakate, davon allein 300 Stück aus der UdSSR. Diese wurden 1933 von den Faschisten vernichtet. Auf dem Gebiet der Ernährungspropaganda und der Erziehung zu einer gesundheitsfördernden Ernährung hatte Professor Vogel besondere Verdienste durch Mitherausgabe und Schriftleitung der „Zeitschrift für Ernährung", Verlag J. A. Barth, Leipzig. Aufgrund seiner fortschrittlichen Einstellung und politischen Haltung wurde er 1933 von dieser Funktion entbunden, obwohl er neben der Tätigkeit als Schriftleiter viele Artikel zur Geschichte der Ernährung, zur Ernährung des Schulkindes und zur Gestaltung der Krankenkost verfaßte.
Als Mitherausgeber des Lehrbuches „Die Grundlagen einer richtigen Ernährung" mit R. Berg, 1. Auflage Dresden 1925, 7. Auflage 1930, hat sich Vogel große Verdienste erworben, den Kenntnisstand seiner Zeit Ärzten und Laien vermittelt zu haben. In dieser ersten in deutscher Sprache erschienenen Ernährungslehre hat Vogel den medizinisch-hygienischen und volkswirtschaftlichen Teil erarbeitet. Wenn auch viele Erkenntnisse über eine vernünftige Ernährung seit 1925—1930 wesentlich erweitert und zum Teil auch überholt sind, so ist besonders hervorzuheben, daß Vogel schon vor 50 Jahren in diesem Buch auf die Zusammenhänge zwischen volkswirtschaftlichen und sozialen Faktoren und der Sicherung einer gesunden Ernährung aller Bevölkerungsschichten hinwies.
Das Lebenswerk von Professor Vogel war ein steter und beharrlicher Kampf um eine gesunde Lebens- und Ernährungsweise in einer Zeit, da es viele Vorurteile der Schulmedizin und profitorientierte Interessen kapitalistischer Industriezweige zu überwinden galt. Sein ganzes Streben galt der Popularisierung wissenschaftlicher Erkenntnisse über Erhaltung und Förderung der Gesundheit, insbesondere des arbeitenden Menschen.
Als langjähriger wissenschaftlicher Direktor des Deutschen Hygiene-Museums in Dresden hatte er maßgeblichen Anteil am Aufbau und an der Gestaltung der Grundkonzeption dieser Einrichtung. Er hat stets über das fachwissenschaftliche Denken hinaus den pädagogischen und erzieherischen Faktor als vorrangig hingestellt. Seine Konzeption ging davon aus, junge Mediziner und auch Laien, insbesondere Frauen, in Gremien zur Förderung der Volksgesundheit wirksam werden zu lassen. Er verfolgte konsequent das Ziel, konservative Einstellungen zu überwinden und die Medizin breiten Volksschichten zu erschließen.
Während der Zeit des Faschismus konnte er nur als Landarzt tätig sein. Sofort nach der Befreiung stellte der Unermüdliche seine ganze Kraft in den Dienst des Aufbaus eines sozialistischen Gesundheitswesens. Neue, größere Pläne vermochte er durch ein tragisches Geschick nicht mehr zu verwirklichen; sie wurden in seinem Sinn realisiert. So stand ein „Haus der Gesundheit", das mit Hilfe der staatlichen Organe in Dresden-Klotzsche kurz nach seinem Tode eröffnet wurde, ganz im Zeichen seines Wirkens.

H.-A. Ketz

A. Cole

Untersuchungen zum Energieumsatz Normalgewichtiger und Adipöser bei verschiedenen Tätigkeiten

Energieumsatzmessungen bei einer Personen-, einer Bevölkerungs- oder Berufsgruppe sind wichtig für die Beurteilung des Energie- und Nährstoffbedarfs, der Ernährungssituation und des Ernährungszustandes der Bevölkerung. Sie sind gleichzeitig eine Grundlage zur Ausarbeitung von Ernährungsempfehlungen und die Voraussetzung für die Aufstellung von Ernährungsbilanzen. Solche Messungen erfolgten bis jetzt überwiegend in hochentwickelten Industrieländern. Sie sind für die Entwicklungsländer ebenfalls von Bedeutung.

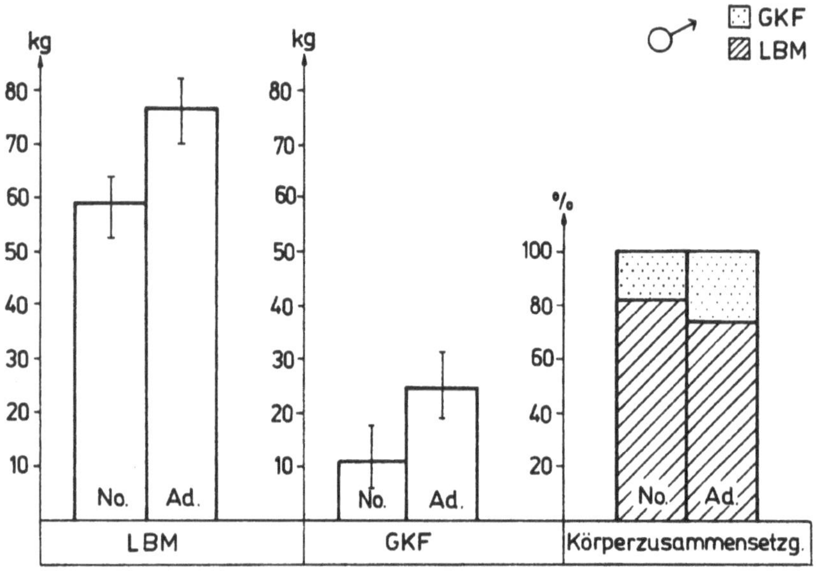

Abb. 1. Arithmetisches Mittel und Standardabweichung für Lean Body Mass (LBM) und für das Gesamtkörperfett (GKF) (in kg und in % des Körpergewichts) bei normalgewichtigen (No.) und adipösen (Ad.) männlichen Patienten

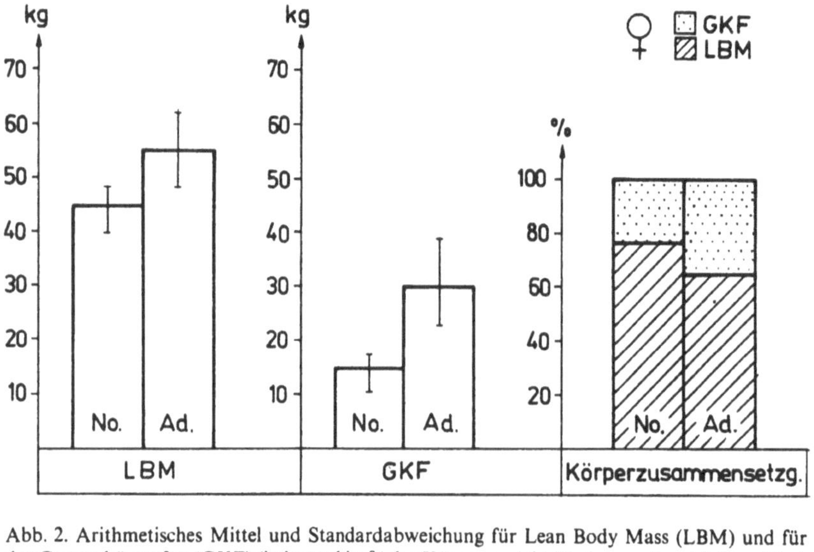

Abb. 2. Arithmetisches Mittel und Standardabweichung für Lean Body Mass (LBM) und für das Gesamtkörperfett (GKF) (in kg und in % des Körpergewichts) bei normalgewichtigen (No.) und adipösen (Ad.) weiblichen Patienten

Seit Jahrzehnten gibt es Versuche zur Bestimmung des Energieverbrauchs bei verschiedenen Berufsgruppen am Arbeitsplatz, bei sportlichen Aktivitäten und bei verschiedenen Tätigkeiten in der Freizeit. Aus der Literatur sind aber keine Untersuchungen zum Energieverbrauch bei Fettsüchtigen während bestimmter Aktivitäten unter natürlichen Bedingungen bekannt geworden, bei denen gleichzeitig die Körperzusammensetzung berücksichtigt wurde.

Im Rahmen des Teilprojektes Ernährung und Leistung war zu überprüfen, wie weit sich der Energieumsatz Adipöser bei natürlichen Bewegungsarten unter Feldbedingungen von dem Normalgewichtiger unterscheidet.

Methoden

Die vorliegenden Untersuchungen wurden an Klinikpatienten im Fachkrankenhaus für Physiotherapie Mahlow in den Jahren 1974/1975 durchgeführt. Unter den untersuchten Patienten waren 11 männliche Adipöse, 14 männliche Normalgewichtige, 13 weibliche Adipöse und 10 normalgewichtige Frauen. Da alle Probanden Patienten waren und damit unter dem Einfluß ärztlicher Behandlung standen, kann die vorliegende Untersuchung nur ein Modell für normale Umweltbedingungen darstellen. Die Bestimmung des Energieumsatzes erfolgte durch indirekte Kalorimetrie mit Hilfe von Atemmasken, Respirationsgasuhren und physikalischer Atemgasanalyse. Es wurden die Energieumsatzraten für folgende Grundhaltungen und Bewegungsaktivitäten gemessen:

- Ruheenergieumsatz pro Minute im Sitzen und Liegen
- Energieumsatz pro Minute
  für sportliche Aktivitäten
  für langsames, normales und schnelles Gehen
  für Radfahren und
  bei Unterwassermassage.

Zur Erfassung der Gesamtaktivität diente das Zeitschreibungsprotokoll. Für einen Untersuchungstag wurde von jedem Patienten die genaue Zeitdauer jeder einzelnen Tätigkeit vom Aufstehen bis zum Schlafen registriert. Zur Berechnung des Anteiles am Tagesenergieumsatz wurden die einzelnen Aktivitäten jeweils einer der gemessenen Hauptaktivitäten zugeordnet.
Mit Hilfe anthropometrischer Methoden wurde die Körperzusammensetzung der Patienten erfaßt, unter anderem der Körperfettgehalt und die fettfreie Körpermasse (Lean Body Mass, LBM) durch Hautfaltendickenmessungen. Das Relativgewicht wurde nach der Methode von Möhr berechnet.

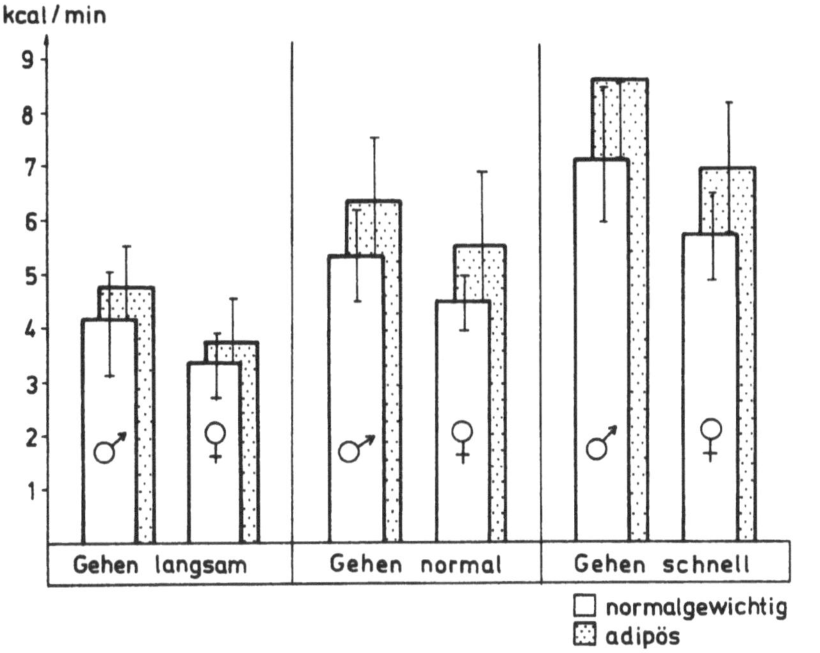

Abb. 3. Arithmetisches Mittel und Standardabweichung für den Energieverbrauch pro Minute beim langsamen, normalen und schnellen Gehen von normalgewichtigen und adipösen weiblichen und männlichen Patienten

Ergebnisse

Die anthropometrischen Untersuchungen ergaben folgende Aussagen:
Die adipösen Männer hatten eine mehr als doppelt so große Gesamtkörperfettmasse wie die normalgewichtigen. Gleichzeitig hatten sie aber auch eine größere fettfreie Körpermasse (Abbildung 1).
Im Gegensatz zu den absoluten Werten in kg war die fettfreie Körpermasse in % bei den Adipösen niedriger als bei den Normalgewichtigen. Beim Frauenkollektiv waren die Verhältnisse ähnlich (Abbildung 2).
Bezüglich der Energieumsatzraten für einzelne Tätigkeiten verbrauchten die Adipösen beiderlei Geschlechts in den Grundhaltungen Sitzen und Liegen mehr Energie als Normalgewichtige. Besonders groß waren dabei die Unterschiede bei den Männern. Bezieht man die absoluten Kalorienwerte pro Minute auf die fettfreie Körpermasse (LBM),

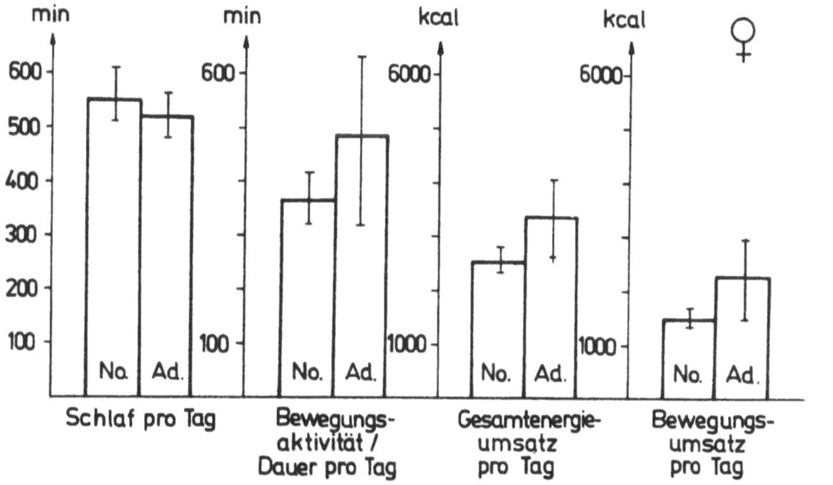

Abb. 4. Arithmetisches Mittel und Standardabweichung für Schlafdauer und Bewegungsaktivität in Minuten pro Tag sowie Gesamttagesumsatz und Bewegungsumsatz von normalgewichtigen (No.) und adipösen (Ad.) weiblichen Patienten

dann sind die erhaltenen Ergebnisse bei Normalgewichtigen und Adipösen gleich groß. Das heißt, der Energiemehrbedarf der Fettsüchtigen unter Ruhebedingungen entspricht ihrer größeren aktiven Körpermasse. Bei den untersuchten Bewegungsaktivitäten haben Übergewichtige gegenüber Normalgewichtigen eine zusätzliche Transportarbeit zu leisten. Infolge der größeren Körpermasse benötigten daher Adipöse für gleiche Tätigkeiten mehr Energie als Normalgewichtige. Abbildung 3 zeigt die Energieumsatzraten für Gehen bei drei verschiedenen Geschwindigkeiten. Bei den Bewegungsaktivitäten vergrößerten sich die Unterschiede in den Energieumsatzraten um so mehr, je höher der Grad der Anstrengung war. Bei adipösen Männern betrug die Differenz für Gehen in langsamer Geschwindigkeit +15 %, in normaler Geschwindigkeit +20 % und in erhöhter Geschwindigkeit +22 %.
Die untersuchten adipösen Patienten zeigten eine durchschnittlich höhere körperliche Aktivität als die normalgewichtigen. Diese Unterschiede waren bei den Frauen größer als bei den Männern und hängen von deren individuellen Beteiligungen an physischen Aktivitäten ab (Abbildung 4).
Die Schlafdauer der Adipösen war im Durchschnitt nicht länger als die der Normalgewichtigen. Die untersuchten Adipösen hatten aber mehr Zeit für Bewegungsaktivitäten aufgewendet.
Infolge der größeren körperlichen Aktivität, verbunden mit höheren Energieumsatzraten (Tabelle 1), ergab sich für die Adipösen ein erheblich größerer Tagesenergieaufwand bei allen untersuchten Aktivitäten. Besonders eindrucksvoll war dieser Unterschied für die sportlichen Aktivitäten. Hier war der tägliche Energieaufwand bei den männlichen Adipösen dreimal so groß wie bei den männlichen Normalgewichtigen. Die Adipösen hatten für sportliche Aktivitäten im Durchschnitt einen Umsatz von 834 kcal/Tag, die Normalgewichtigen von 238 kcal/Tag. Die Gründe für diese besonders große Differenz waren:
a) Die Adipösen hatten höhere Ener-

gieumsatzraten (Männer +30%, Frauen +45%) als die Normalgewichtigen

b) Die Zeitdauer für sportliche Betätigung war bei ihnen mehr als doppelt so groß.

Im Durchschnitt des gesamten Tagesenergieverbrauchs und des Tagesenergieaufwandes für Bewegungsaktivitäten erreichten die Gruppen der Adipösen wesentlich höhere Werte als die der Normalgewichtigen.

So betrug der Gesamtenergieverbrauch der adipösen Frauen pro Tag rund 3350 kcal, der der normalgewichtigen betrug pro Tag rund 2540 kcal.

Diese Ergebnisse sprechen dafür, daß nicht allein eine Reduktionsdiät zur Gewichtsreduktion beiträgt, sondern daß auch die Bewegungsaktivität erheblich dabei mitwirkt. Als Beispiel soll der Fall einer adipösen Patientin vorgestellt werden: Sie hatte innerhalb von 36 Tagen 14,1 kg = 14,2% des Körpergewichts abgenommen. Dabei hatte sie z. B. an einem Tag für Bewegungsaktivitäten 688 Minuten verwendet und dafür 4488 kcal verbraucht. Der Gesamtenergieumsatz betrug 5450 kcal/Tag. Damit hatte diese Patientin den größten Zeitanteil für Bewegungsaktivitäten, den höchsten Tagesenergieverbrauch und gleichzeitig die größte Gewichtsabnahme innerhalb ihrer Untersuchungsgruppe.

Durch Regressionsanalysen wurden auch die statistischen Beziehungen zwischen Körperzustand und Energiebedarfsgrößen geprüft. Es bestanden signifikant positive Korrelationen zwischen den Energieumsatzraten bei nahezu allen Tätigkeiten und dem Relativgewicht sowie dem Körpergewicht. Je größer das Übergewicht, desto höher war der Energieumsatz pro Minute, z. B. beim Gehen.

Zusammenfassung und Schlußfolgerungen

Unter den Bedingungen einer physiotherapeutischen Behandlung zeigten Adipöse im Durchschnitt einen zeitlich größeren Aktivitätsumfang als andere Patienten. Es wurde nachgewiesen, daß sie dabei für gleiche Tätigkeiten stets mehr Energie verbrauchten als die Normalgewichtigen. Das galt sowohl für Ruhebedingungen als auch für Bewegungsaktivitäten. Im ersten Falle erklärt sich der höhere kalorische Aufwand Fettsüchtiger aus ihrer absolut größeren stoffwechselaktiven Gewebsmasse, im zweiten Falle hauptsächlich daraus, daß sie ihr überschüssiges Körpergewicht mitbewegen müssen, also mehr Arbeit

Tabelle 1
Prozentuale Differenzen der Energieumsatzraten Adipöser gegenüber Normalgewichtigen

Tätigkeiten	Männer	Frauen
Sitzen	+24%	+11%
Sport	+30%	+45%
langsames Gehen	+15%	+16%
normales Gehen	+20%	+23%
schnelles Gehen	+22%	+23%
Radfahren	+38%	+10%
Unterwassermassage	+30%	+25%
Liegen	+29%	+ 9%

für den gleichen Bewegungsablauf zu leisten haben.

Dadurch, daß sie beträchtlich höhere Energieumsatzraten mit einem größeren täglichen Zeitanteil für Bewegungstätigkeiten verbanden, haben die fettsüchtigen Probanden nach Berechnungen insgesamt täglich um ein Drittel mehr Energie verausgabt als die Normalgewichtigen.

Daraus ergibt sich die Schlußfolgerung, daß Adipöse schon bei einer ihrem Sollgewicht angepaßten Kalorienzufuhr und ausreichender körperlicher Aktivität in der Lage sind, einen erheblichen Teil ihres Übergewichts abzubauen. Unter den Bedingungen einer klinischen Reduktionskur zeigten Adipöse beiderlei Geschlechts sogar eine größere körperliche Aktivität.

Welche praktischen Erfolge damit in der ambulanten Behandlung erzielt werden können, bedarf weiterer Energiebilanzuntersuchungen an Fettsüchtigen unter natürlichen Arbeits- und Lebensbedingungen.

Dr. Abiodun Cole
Zentralinstitut für Ernährung
der AdW der DDR
Potsdam-Rehbrücke

H. Pilz

Qualitätssicherung in der Gemeinschaftsverpflegung*

In der Gemeinschaftsverpflegung ist wie in allen Bereichen unserer Volkswirtschaft Qualitätsarbeit die Grundlage für die Verwirklichung der großen Aufgaben in der Einheit von Wirtschafts- und Sozialpolitik. Der gegenwärtig erreichte Stand auf diesem Gebiet ist dadurch gekennzeichnet, daß mit Fleiß, Einsatzbereitschaft und Ideenreichtum daran gearbeitet wird, auch in der Gemeinschaftsverpflegung die Qualitätssicherung als Voraussetzung für eine hohe Qualität der Verpflegungsleistungen immer besser und umfassender anzuwenden. Es gibt hierfür schon gute Ergebnisse.

In der Breite der Gemeinschaftsverpflegung betrachtet, ist die Situation aber noch zu sehr durch betrieblich und institutionell unterschiedliche Maßnahmen gekennzeichnet (u. a. durch verschiedenartige Qualitätspässe, Arbeit mit unterschiedlichen Qualitätszahlen). Ferner zeigen sich einige Unsicherheiten und Probleme, die kurzfristig gelöst werden müssen, um bei der Qualitätssicherung in der Breite voranzukommen. Dazu gehört u. a. Klarheit über die Komplexität der Qualitätssicherung oder das Entwickeln einer einfachen, hinreichend exakten Methodik zur Qualitätsbewertung. Die wissenschaftliche Sektion „Gesellschaftliche Speisenwirtschaft" des Fachverbandes Lebensmittelindustrie der Kammer der Technik hat eine Arbeitsgruppe „Qualitätssicherung" gebildet, die hier ihre Vorstellungen und Vorschläge zur Erhöhung und Stabilisierung der Qualität der Gemeinschaftsverpflegung zur Diskussion stellt.

Gegenwärtig wird in der sowjetischen Fachpresse eine breite Diskussion zur Qualitätssicherung in der Gemeinschaftsverpflegung geführt. Die Ergebnisse der Anwendung verschiedener Methoden in Versuchsbetrieben mehrerer Unionsrepubliken zeigen in der Auswertung folgende Erkenntnisse:

1. Der Ausgangspunkt für die Qualitätssicherung durch die Arbeitskollektive ist der Kampf um die hohe Qualität als fester Bestandteil des sozialistischen Wettbewerbes, mit dem von vornherein auf Qualitätsarbeit orientiert wird.
2. Die Qualitätssicherung geht vom

*Vortrag, gehalten auf der 2. Fachtagung der wissenschaftlichen Sektion Gesellschaftliche Speisenwirtschaft im FV Lebensmittelindustrie der KdT in Klink, gekürzt.

Finalprodukt, also von der Leistung für den Essenteilnehmer aus und umfaßt sowohl den Bereich der Gemeinschaftsverpflegung wie die vorleistenden Bereiche.

3. Die Qualitätsbewertung erfolgt kontinuierlich und methodisch unterschiedlich auf zwei Strecken: zum einen regelmäßig durch die Essenteilnehmer und zum anderen durch Experten einschließlich der Eigenkontrolle (u. a. durch kulinarische Räte, Hygieneorgane).

Es läßt sich somit feststellen: Qualitätssicherung in der Gemeinschaftsverpflegung ist eine komplexe Aufgabe. Das kommt darin zum Ausdruck, daß die Sicherung der Qualität der Leistungen bei der Verpflegung

- Aufgaben mehrerer volkswirtschaftlicher Bereiche speziell als Vorleistungen umfaßt (z. B. die qualitäts-, mengen- und zeitgerechte Warenbereitstellung, die Bereitstellung der notwendigen Technik und besonders von Rationalisierungsmitteln, die Vorbereitung und aufgabenbezogene Qualifizierung der Kader, die Ernährungsaufklärung in der Breite)
- den Gesamtprozeß der Gemeinschaftsverpflegung von der Speisenplanung, Warenbeschaffung und -lagerung, über die Produktion und den Absatz bis zur Geschirrückführung und Reinigung und Pflege der Speiseräume umfaßt.

Das wichtigste dabei sind die Menschen, denn die Leiter und Mitarbeiter in der Gemeinschaftsverpflegung sind es, die die Maßnahmen zur Qualitätssicherung realisieren. Ihre ideologische Haltung und fachliche Qualifikation sind die entscheidende Voraussetzung für die Wirksamkeit der Qualitätssicherung.

Die Beantwortung des „Was" bei der Qualitätssicherung wirft die Frage auf: Was ist die Qualität der Gemeinschaftsverpflegung? Qualität muß u. a. vom Essenteilnehmer bestätigt werden. Die bisherigen Erfahrungen ergeben, daß die Qualitätsbewertung des Essenteilnehmers sich zwar vorwiegend, aber nicht ausschließlich nur auf die Güte der Speisen und Getränke bezieht. Zunehmend gewinnen die Dienstleistungen, die sich in der Absatzorganisation und den Esseneinnahmebedingungen zeigen, an Bedeutung. Ihre Rolle wird sich mit den höheren Anforderungen der Essenteilnehmer als Ergebnis der planmäßigen Verbesserung der Arbeits- und Lebensbedingungen weiter verstärken. Das muß bei der Qualitätssicherung berücksichtigt werden. Die Verpflegungsleistung ist als Komplex zu erfassen. Von Studenten der Fachschule für das Gaststätten- und Hotelwesen in einer Anzahl Einrichtungen der betrieblichen Gemeinschaftsverpflegung durchgeführte Untersuchungen ergaben als Einflußfaktoren für die Qualitätseinschätzung durch die Essenteilnehmer:

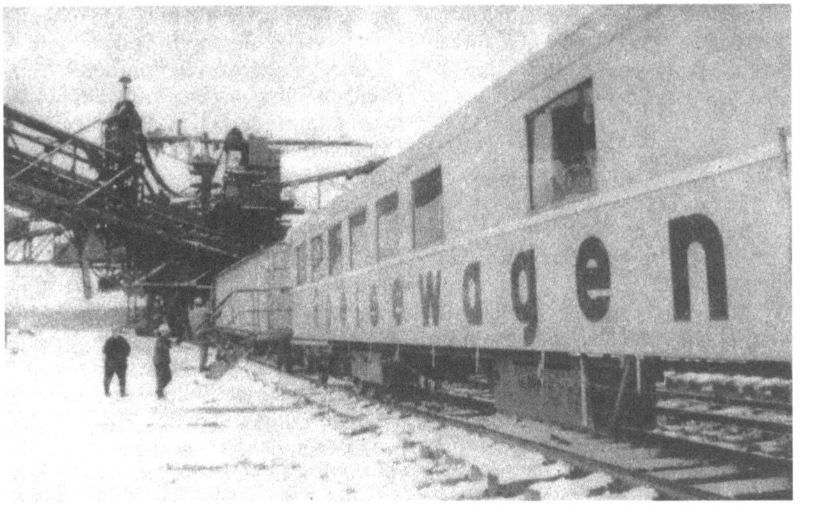

Der Speisewagen direkt neben der Abraumförderbrücke ist für die Kumpel im Tagebau Espenhain fester Bestandteil ständig verbesserter Arbeits- und Lebensbedingungen. Das Jugendkollektiv des „fahrbaren Restaurants" versorgt die Kumpel während aller Schichten mit warmen Speisen und Getränken.

1. Qualität der Speisen und Getränke
2. Gastraumatmosphäre
3. Auftreten des Personals
4. Wartezeit
5. Angebotsform
6. Tiefe und Breite des Sortiments
7. psychische und physiologische Faktoren (z. B. Wissen um die Probleme der Verpflegungseinrichtung und die Ernährung, Laune, Wohlbefinden).

Das bringt die Komplexität der Qualitätsbewertung zum Ausdruck. Entscheidende Qualitätsmerkmale bei der Einschätzung der Qualität der Speisen sind Geschmack, Geruch, Aussehen, Temperatur, Frischegrad, Menge und Konsistenz. Diese Qualitätsmerkmale werden sehr stark von der Beliebtheit und den Eßgewohnheiten bei der konkreten Bewertung gewichtet. Gleichfalls zeigten sich Unterschiedlichkeiten zwischen den Bewertungsfaktoren durch die Essenteilnehmer

a) nach Schichten (bei Schichtarbeitern, speziell in der Nachtschicht, wird der ernährungsphysiologische Wert besser beachtet)
b) nach Speisengruppen (z. B. steht offensichtlich aus Erfahrungswerten und Überlieferung der Frischegrad und hygienische Wert bei Fisch und einigen Speisengruppen mehr im Vordergrund, während er bei einigen anderen überhaupt nicht in die Bewertung einbezogen wurde)
c) nach Kostformen (z. B. steht bei Schonkost der ernährungsphysiologische Wert im Vordergrund)
d) nach Sachkenntnis (entscheidend für die Auswahl und Bewertung eines Gerichtes ist nach wie vor in erster Linie die Beliebtheit bei der Mehrzahl der Essenteilnehmer).

Als ein erstes Arbeitsergebnis stellt die Arbeitsgruppe Qualitätssicherung den folgenden Entwurf der „Grundsätze zur Qualitätssicherung in der Gemeinschaftsverpflegung" vor und bittet um kritische und konstruktive Hinweise zur weiteren Verbesserung dieses Materials.

Grundsätze der Qualitätssicherung in der Gemeinschaftsverpflegung

1. Die Gemeinschaftsverpflegung ist ein wichtiger Bestandteil bei der kontinuierlichen Verbesserung der Arbeits- und Lebensbedingungen. Die weitere Leistungserhöhung in der Gemeinschaftsverpflegung muß durch ein Wachstum in der Einheit von Menge und Qualität gekennzeichnet sein. Die Qualitätssicherung ist fester Bestandteil der Leitung und Planung in der Gemeinschaftsverpflegung mit dem Ziel der immer besseren Versorgung auf der Grundlage der gesunden Ernährung. Der Wirkungsgrad der Gemeinschaftsverpflegung in der Volkswirtschaft wird entscheidend durch die Qualität ihrer Verpflegungsleistungen bestimmt.

2. Qualität der Gemeinschaftsverpflegung ist der Grad der Leistungen, der durch die Güte der Speisen und Getränke für die speziell zu versorgenden Konsumentengruppen sowie der erforderlichen Dienstleistungen bestimmt wird. Die Qualität wird durch die

Summe der Qualitätskennziffern erfaßt. Ausgangspunkt der Qualitätssicherung ist:

$$\text{Qualität} = \frac{\text{Ist-Qualität}}{\text{Soll-Qualität}}$$

Die die Güte der Gemeinschaftsverpflegung widerspiegelnden Qualitätskennziffern sind

- Nährwert (Berücksichtigung der speziellen Ernährungserfordernisse einschließlich Vielseitigkeit und Abwechslungsreichtum)
- Genußwert (Geschmack, Geruch, Aussehen, Konsistenz, Temperatur)
- hygienischer Wert (gesundheitliche Unbedenklichkeit)
- Niveau der Absatzorganisation (Zweckmäßigkeit, Schnelligkeit)
- Niveau der Esseneinnahmebedingungen (Ausstattung der Speiseräume, Zeit, akustische und klimatische Bedingungen).

3. Die Qualität der Gemeinschaftsverpflegung wird durch den Arbeitsprozeß bei Produktion und Versorgung bestimmt. Einflußfaktoren sind demnach

- die Arbeitskraft (Qualifikationsgrad, Arbeitskräftezahl)
- der Arbeitsgegenstand (Qualität, Menge und Bearbeitungsgrad der Lebensmittel)
- die Arbeitsmittel (Baukörper, Technik)
- das Niveau der Leitung und Organisation (bei Beschaffung, Produktion und Absatz, Anwendung der WAO).

Die Qualitätssicherung muß diese Faktoren komplex erfassen. Kernstück der Qualitätssicherung ist die Qualitätsbewertung.

4. Schwerpunkte der Qualitätsbewertung in der Gemeinschaftsverpflegung sind die unter 2. aufgeführten Qualitätskennziffern. Methoden zur Bewertung der Qualität sind

- Methoden der sensorischen Bewertung
- Bewertungsmethoden der Absatzorganisation und des Niveaus der Esseneinnahmebedingungen
- Methoden der statistischen Bewertung (vor allem der Nährwertberechnung, Speiseplanbewertung, Sortimentsanalyse, Beliebtheitstest)
- Methoden der labormäßigen analytischen Bewertung (vor allem zur Energiewertbestimmung, Bestimmung von Inhaltsstoffen, zur hygienischen und bakteriologischen Bewertung)

Die betriebliche Qualitätsbewertung in der Gemeinschaftsverpflegung konzentriert sich auf die sensorischen und statistischen Methoden.

5. Hauptmethode zur Durchsetzung der Maßnahmen zur Qualitätssicherung in den Einrichtungen der Gemeinschaftsverpflegung ist der sozialistische Wettbewerb mit der zielgerichteten Orientierung auf Qualitätsarbeit und Qualitätskennziffern. Dazu gehören

- Einführung der Qualitätskennziffern zur Arbeitsbewertung und Arbeit mit Qualitätspässen
- Entwicklung der Eigenkontrolle durch betriebliche Qualitätsaktivs
- moralische und materielle Stimulierung zur Qualitätsarbeit auf der Grundlage regelmäßiger und exakter Bewertung der Arbeitsergebnisse.

Weitere Schwerpunkte zur Durchsetzung der Qualitätssicherung sind

- regelmäßige Qualitätsbewertung durch die Essenteilnehmer (auch durch Küchenkommissionen, Arbeiterkontrolleure und andere gesellschaftliche Gremien)
- regelmäßige Qualitätsbewertung durch das Betriebsgesundheitswesen
- regelmäßige Qualitätsbewertung durch die Staatliche Hygieneinspektion.

(Bemerkungen und Vorschläge zu diesen Ausführungen sind direkt an den Autor zu richten.)

Dipl. oec. H. Pilz
Fachschule für das
Gaststätten- und Hotelwesen
Leipzig

K. Behncke, I. Görisch und F.-W. Oeken

Verhalten des Nüchternblutzuckers nach einer Tonsillektomie

Untersuchungen des Nüchternblutzuckers, besonders nach mittleren und größeren operativen Eingriffen, ergaben eine Erhöhung der Werte [2, 3, 5]. Uns interessierte nun, ob auch ein sog. kleiner Eingriff wie die Tonsillektomie zu einer Steigerung der Blutzuckerwerte führt, denn auch hier dürfte durch Angst, Anaesthesie, Operation und Schmerz ein Operationsstreß auftreten.

Vorgehen

Bei Patienten, die aus lokaler Indikation tonsillektomiert wurden, bestimmten wir präoperativ und an den folgenden 3 Tagen den Nüchternblutzucker nach Hagedorn-Jensen. Dabei bildeten wir 2 Gruppen:

Gruppe A:
10 Patienten (6 weibliche und 4 männliche) im Alter zwischen dem 15. und 39. Lebensjahr erhielten am Operationstag abends ungesüßten Tee.

Gruppe B:
16 Patienten (12 weibliche und 4 männliche) im Alter zwischen dem 15. und 39. Lebensjahr bekamen am Operationstag mit 20 g Zucker gesüßten Tee. Allen Patienten wurde am 1. postoperativen Tag flüssige Kost und am 2. und 3. postoperativen Tag Schonkost püriert verabreicht.

Ergebnis

Gruppe A: Entgegen unseren Erwartungen trat keine Steigerung, sondern ein Abfall des Nüchternblutzuckers ein. Der Mittelwert wurde präoperativ mit 70,1 mg/100 ml berechnet. Er fiel am 1. und 2. postoperativen Tag auf 58,6 bzw. 59,8 mg/100 ml ab und stieg am 3. Tag auf 64,1 mg/100 ml wieder an (Abbildung 1). Der Abfall zwischen dem präoperativen und dem Wert vom 1. postoperativen Tag ist signifikant (Irrtumswahrscheinlichkeit kleiner als 5%). Ausgehend von diesen Befunden gaben wir nunmehr den Patienten gesüßten Tee.

Gruppe B:
74,6 mg% Glukose war der präoperative Mittelwert. Die Werte des 1. bis 3. postoperativen Tages (76,7, 69,3 und 71,2 mg/100 ml) sind nicht signifikant vom Ausgangswert verschieden (Abbildung 2).

Diskussion

Unsere Untersuchungen ergaben keinen Anstieg der Nüchternblutzuckerwerte. Das mag daran liegen, daß die Patienten bereits am 1. postoperativen Tag eine vollwertig zusammengesetzte

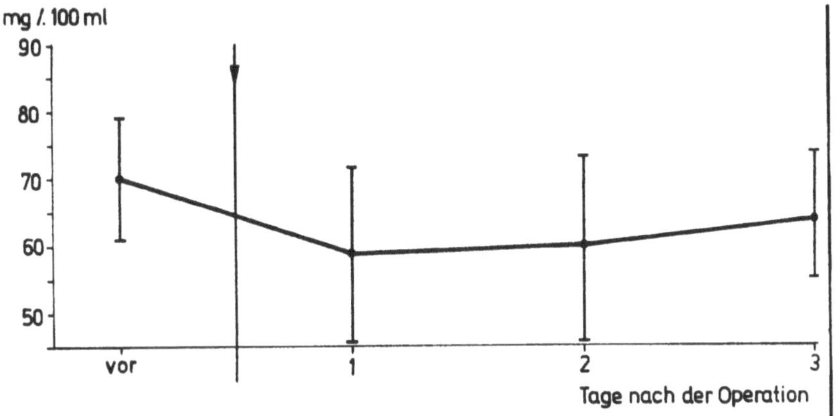

Abb. 1. Verhalten des Nüchternblutzuckers nach Tonsillektomie bei Gabe von ungesüßtem Tee (Mittelwerte und Standardabweichungen in mg/100 ml)

Nahrung zu sich nehmen konnten, so daß kein nennenswerter Abbau körpereigener Substanzen erfolgte. Für die Wundheilung und Rekonvaleszenz ist zunächst die Gabe von sog. Energiespendern wichtig [u. a. 3, 4, 6], weshalb die Verabreichung von mit Zucker gesüßtem Tee anstelle des in vielen HNO-Kliniken üblicherweise ausgegebenen

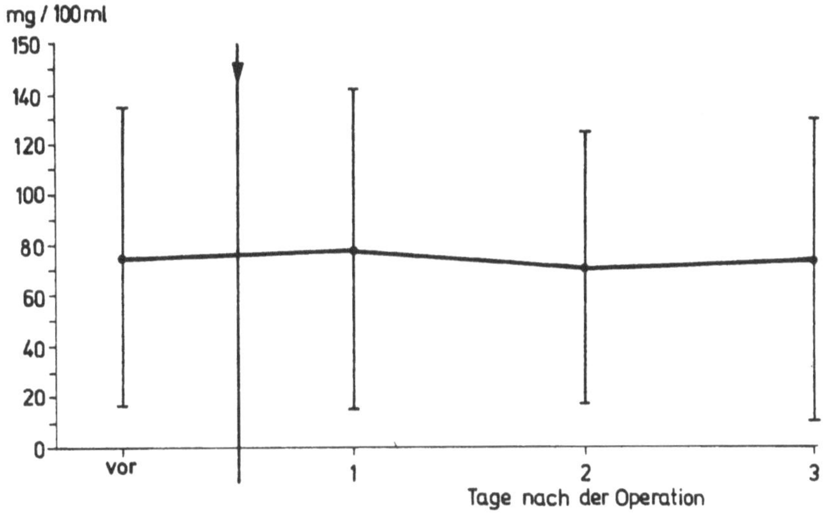

Abb. 2. Verhalten des Nüchternblutzuckers nach Tonsillektomie bei Gabe von gesüßtem Tee (Mittelwerte und Standardabweichungen in mg/100 ml)

ungesüßten Tees zweckmäßiger ist. Eine Verstärkung der Schluckschmerzen beim Trinken von gesüßtem Tee gaben unsere Patienten nicht an.

Zusammenfassung

Untersuchungen des Nüchternblutzuckers nach einer Tonsillektomie ergaben einen signifikanten Abfall der Werte. Nach der oralen Gabe von gesüßtem Tee blieben die Werte annähernd normal.

Literaturhinweise

[1] Bünte, H.: Der Energiehaushalt des chirurgischen Patienten. Bruns' Beiträge zur klinischen Chirurgie, **216** (1968), S. 577

[2] Hartenbach, W.: Untersuchungen über das Reaktionsvermögen des Organismus vor und nach einer operativen Belastung. Münchener medizinische Wochenschrift, **98** (1956), S. 433

[3] Hartig, W.: Stoffwechsel und Ernährung. Z. für exper. Chir. **2** (1969), S. 102

[4] Holtmeier, H.-J.: Allgemeine und spezielle klinische Ernährungslehre, Band II, Teil 2. Thieme-Verlag Stuttgart, 1972

[5] Lindenschmidt, Th.-O.: Postoperative Stoffwechselstörungen. Langenbecks Archiv für klin. Chir. **291** (1959), S. 507

[6] Satter, P. und H. Dudziak: Frischoperiertenstation und Intensivpflege. Barth-Verlag Leipzig, 1971, S. 31

Dr. med. Karin Behncke,
Dr. sc. med. Isolde Görisch und
Prof. Dr. sc. med. F.-W. Oeken
Hals-Nasen-Ohren Klinik
Karl-Marx-Universität Leipzig

IN EIGENER SACHE

Mit Heft 1/74 erfolgte eine erste generelle Umstellung der Zeitschrift „Ernährungsforschung", nachdem — wie der Minister für Gesundheitswesen der DDR, Prof. Dr. sc. med. Mecklinger, damals in seinem Vorwort schrieb — „die vom VIII. Parteitag der SED gestellte Hauptaufgabe auch für den Bereich der gesunden Ernährung und der Ernährungsaufklärung in der DDR neue Maßstäbe gesetzt hatte".

Redaktion und Druckerei waren von Anfang an bemüht, die Zeitschrift den Lesern in ansprechender Form zu präsentieren.

Mit Beginn des Jahres 1976 erschien die „Ernährungsforschung" in einem neuen Gewand. Die Druckerei in Bad Langensalza hatte neue Anlagen erhalten, mit denen modernste Druckverfahren durchgeführt werden können.

Seinerzeit schrieben wir „in eigener Sache": „Alles Neue will und muß sich seinen Platz erobern; das geht nicht von heute auf morgen — und so wird sich das Profil unserer Zeitschrift ohne Zweifel auch erst formen und herauskristallisieren müssen..."

Am Jahresende 1976 können wir ein erfreuliches Fazit ziehen: Ab Heft 6 trägt unsere Zeitschrift über dem Impressum das Gütezeichen des Amtes für Standardisierung, Meßwesen und Warenprüfung (ASMW) der DDR, verliehen für die moderne Gestaltung.

Wir danken den Kolleginnen und Kollegen des VEB Druckerei „Thomas Müntzer" in Bad Langensalza, denn sie waren es, die unsere Ideen mit den ihrigen verbanden, das drucktechnische Niveau bestimmten und damit das äußere Bild der „Ernährungsforschung" mitformten.

Das Gütezeichen des ASMW ist ein Überwachungszeichen und verpflichtet uns, nicht auf dem Erreichten auszuruhen.

**Redaktion
„Ernährungsforschung"**

G. Gehlert und H.-P. Pietsch

Praktische und methodologische Erfahrungen und Tätigkeiten der Bezirkslehrküche für gesunde Ernährung Dresden

Als bedeutsame Maßnahme zur Anwendung und Durchsetzung der Prinzipien einer gesundheitsfördernden Ernährung, insbesondere auf dem Gebiet der Gemeinschaftsverpflegung, wurde 1973 am Hygiene-Institut Dresden die „Bezirkslehrküche für gesunde Ernährung" errichtet. Die Aufgabenstellung dieser Einrichtung ist konkret orientiert an der gesundheits- und sozialpolitischen Grundkonzeption unseres Staates, wobei die gesundheits- und leistungsfördernde Ernährung als wesentliche Voraussetzung für Gesundheit, Lebensfreude und Schaffenskraft mit der Verwirklichung der ökonomischen Hauptaufgabe in unmittelbarem Zusammenhang steht.

Die Bezirkslehrküche für gesunde Ernährung unterstützt die Realisierung der Ernährungsaufklärung und Ernährungserziehung als gesamtgesellschaftliche Aufgabe, sucht und fördert die sozialistische Gemeinschaftsarbeit mit allen in Frage kommenden Organen, Institutionen und Betrieben und trägt im Bezirksmaßstab maßgebend für die Einheitlichkeit der wissenschaftlichen Aussage im gesamten Ernährungsbemühen bei. Die fachliche Aufgabenstellung ist entsprechend den Empfehlungen und Leistungsvorgaben des Ministeriums für Gesundheitswesen konkret auf folgende Maßnahmen festgelegt und wird in Form geeigneter Unterstützungsbeiträge realisiert

Tabelle 1
Wochenlehrgänge der Bezirkslehrküche für gesunde Ernährung (1973—1976)

Spezialrichtung	Anzahl	Teilnehmer
Arbeiterversorgung	20	241
Schülerspeisung	14	187
Kinderspeisung	11	167
Schonkost und Diät	5	64
Gastronomie	2	21
insgesamt	52	680

— Regulierung der Kalorienzufuhr entsprechend dem Kalorienbedarf
— abwechslungsreiche, vollwertige Kost
— Abstimmung des Lebensmittelsortiments und der gesellschaftlichen Speisenwirtschaft auf die ernährungsphysiologischen Bedürfnisse der Bevölkerung
— Entwicklung kalorienarmer, eiweiß-, vitamin- und mineralstoffreicher Lebensmittel und deren Propagierung.

Besondere Schwerpunkte sind die Arbeiterversorgung, vor allem die Versorgung der Nachtschicht und die Schüler- und Kinderspeisung (Abbildung 1). Kooperationspartner der Bezirkslehrküche sind das Bezirkskomitee für Gesundheitserziehung und der Speisenproduktionsbetrieb VEB Gemeinschaftskost Dresden. Hieraus wird ersichtlich, daß die gesundheitsspezifische Aufgabenstellung von vornherein in enger Verflechtung mit der Gemeinschaftsküchenpraxis wahrgenommen wird (Abbildung 2).

Im Ergebnis der guten Zusammenarbeit insbesondere mit dem Bezirksvorstand des FDGB (Abteilung Sozialpolitik),

Tabelle 2
Qualifikationsgrad der Lehrgangsteilnehmer

Qualifikation	Teilnehmer abs.	%
ohne Fachausbildung	464	68,2
Facharbeiter Koch	145	21,3
Wirtschafts- und Küchenleiter	60	8,8
Küchenmeister	11	1,7

dem Rat der Bezirkes (Abteilung Handel und Versorgung), der HO Bezirksdirektion WtB (Bezirksfachbeirat für gesunde Ernährung), dem Urania-Bezirksvorstand, der HO Bezirksgaststättendirektion u. a. m. trägt die Unterstützung der gesellschaftlichen und fachlichen Organe wesentlich zur Vertiefung der politisch-ideologischen Aussage und Realisierung der praktischen Zielstellung bei. Diese ist darauf gerichtet, durch Aufklärung, Beratung und kochpraktische Unterweisungen modernes Ernährungswissen zu vermitteln unter gleichzeitiger Einbeziehung

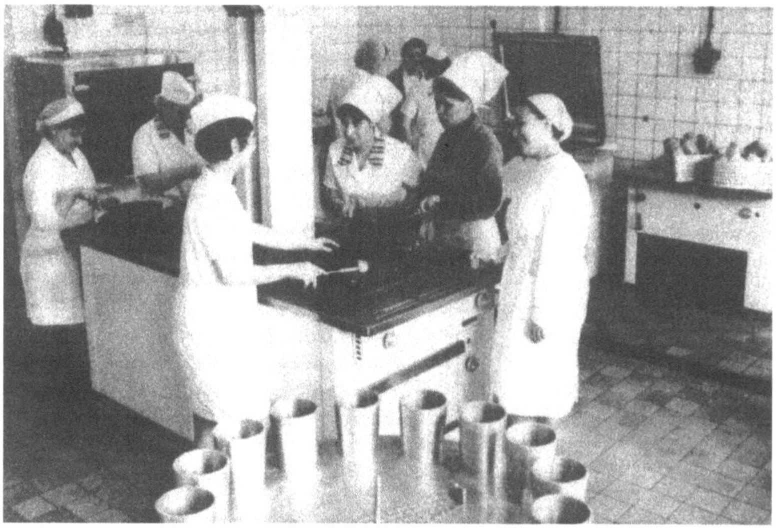

Abb. 1. Kochpraktische Unterweisungen in der Bezirkslehrküche im Rahmen eines Lehrganges für Arbeiterversorgung

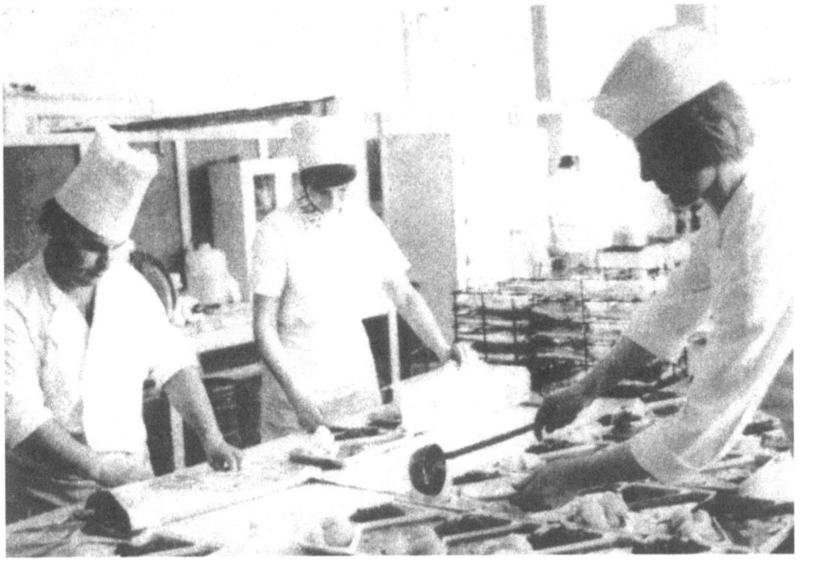

Abb. 2. Engster Kooperationspartner der Bezirkslehrküche ist der Großbetrieb VEB Gemeinschaftskost Dresden. Hier bei der Herstellung von Menütherm-Kühlkost für die Versorgung der 3. Schicht

küchenhygienischer Prävention. Dabei sind die entsprechenden Qualifizierungsmaßnahmen prinzipiell nicht auf die Vermittlung von Grundwissen angelegt. Schwerpunkt ist die spezifische Weiterbildung, die sich aus der gewachsenen Aufgabenstellung im Prozeß der Arbeit selbst ergibt und bei der Neuerer- und Rationalisierungsvornahmen einen nicht zu unterschätzenden Anteil haben. Eigene analytische Untersuchungsergebnisse von Gemeinschaftsverpflegung aus Betrieben und Einrichtungen im Territorium und sonstige operative Kontrollmaßnahmen ermöglichen eine überzeugende Auswertung im Kreis der Lehrgangsteilnehmer, aus deren Einwänden und Hinweisen im Erfahrungsaustausch wiederum wertvolle Anregungen zu erhalten sind.

Die Umsetzung der ernährungswissenschaftlichen Erkenntnisse und eigenen Arbeitsergebnisse in die Ernährungspraxis wird methodisch auf verschiedenen Wegen vorgenommen, um eine höhere Effektivität und Breitenwirksamkeit zu erreichen. Diese Mehrgleisigkeit besteht in der Durchführung von

- Wochenlehrgängen mit Kochpraxis und seminaristischen Übungen auf den Gebieten der Ernährungs- und Küchenhygiene, Speisenplangestaltung und Ernährungsbilanzierung, rationellen Arbeitsorganisation und dgl. mehr
  (Die Lehrgangskapazität ist aus technischen Gründen auf 16 Personen begrenzt)
- Tagesproblemveranstaltungen, Kolloquien oder Rundtischgesprächen mit spezieller Themenstellung und gezielt eingeladenem Teilnehmerkreis
- Beratungen und Operativeinsätzen in ausgewählten Betrieben, zumeist als Unterstützung im Zusammenhang mit der betrieblichen Rationalisierung und wissenschaftlichen Arbeitsorganisation zur Hebung des hygienischen und ernährungshygienischen Niveaus.

Bis 1976 wurden 52 Wochenlehrgänge mit insgesamt 680 Teilnehmern (Tabelle 1) durchgeführt. Deren Qualifikationsstand ist in Tabelle 2 wiedergegeben. Danach besaß die Mehrzahl der Teilnehmer keine spezifische Fachausbildung, so daß sich im Endeffekt das

Tabelle 3

Bezirk Kreis	Anzahl der Betriebe mit eigenen Werkküchen (Stand 1975)	Anzahl der Küchen* mit Kühlkost-Herstellung (Stand 1977)
Bezirk insgesamt	817	45
Bautzen	59	—
Bischofswerda	52	—
Dippoldiswalde	23	1
Dresden-Land	66	4
Freital	44	1
Görlitz-Land	10	—
Großenhain	29	—
Kamenz	29	—
Löbau	74	—
Meißen	66	8
Niesky	20	—
Pirna	72	3
Riesa	22	—
Sebnitz	36	—
Zittau	43	4
Dresden-Stadt	147	21
Görlitz-Stadt	25	3

* Angaben ohne Küchen der Deutschen Reichsbahn

gebotene Niveau der Lehrgangsprogramme ständig einem mehr oder weniger weit auseinander gezogenen Grad an Vorkenntnissen anzupassen hatte.

Besondere Bemühungen sind darauf gerichtet, die Lehrgangskapazität mehr noch von Leitungskadern in Anspruch nehmen zu lassen, von denen von vornherein die Umsetzung des Gebotenen in eigener Zuständigkeit und Verantwortlichkeit erwartet werden muß. So wurde ein ausschließlich mit Leitungskadern besetzter Lehrgang mitten im Prozeß der Arbeiterversorgung des VEB Gemeinschaftskost durchgeführt. Er diente der Unterstützung der Leiter der Betriebe bei der Realisierung der „Anordnung über die Verpflegung der Werktätigen in den Betrieben unter Berücksichtigung der Schweregrade der Arbeit" vom 24. Juni 1974 und im Zusammenhang damit der Einführung der EDV-Datenkartei.

Während der Nutzeffekt eines solcher Art konzipierten Lehrganges an den daraufhin im Betrieb vorzunehmenden Veränderungen d. h. an der Einführung ernährungsphysiologisch bilanzierter Kostformen eindeutig und meßbar zu verfolgen ist, wird ein entsprechender Nachweis in anderen Fällen nicht ohne weiteres zu erbringen sein. Dennoch erschien es für die Lehrgangstätigkeit von generellem Interesse, zumindest das durch vorangegangene Hygieneschulungen und sonstige Belehrungen bei den Teilnehmern geprägte ernährungshygienische Grundwissen zusammen mit den im Lehrgang neu erworbenen Kenntnissen zu ermitteln, wofür unsererseits die Antwort-Wahl-Methode („multiple choice test") verwendet worden ist.

Nachfolgend sind die Fragen und Ergebnisse von zwei Wissenstesten, die in 23 Lehrgängen mit insgesamt 300 Teilnehmern durchgeführt worden sind, zusammenfassend dargestellt. Die Fragen zur Ernährungshygiene sind eigenen Ursprungs, die mit küchenhygienischem Bezug sind der Literatur entlehnt. Nach dem Text der Frage haben wir zur Orientierung der Leser die jeweils richtige Antwort angegeben. Die Zahl dahinter nennt die Prozentanteile der Lehrgangsteilnehmer, die die richtige Antwort gaben. Bei den Lehrgangsteilnehmern fand diese Form der Überprüfung generelle Zustimmung und zeitigte somit mehr als erwartet didaktischen Erfolg.

Ernährungshygiene — Wissenstest

Frage 1:

Was versteht man unter einer vollwertigen Kost?

Tabelle 4
Lehrgangsprogramm „Altersdifferenzierte Schüler- und Kinderspeisung"

Zeitplan	Thema	Referent
Montag		
2 Std.	Ernährungshygienische Anforderungen an die Schüler- und Kinderspeisung (VO über die Schüler- und Kinderspeisung vom 26. 11. 75)	Leiter der Abteilung Gemeinschaftsernährung in der Inspektion Ernährungshygiene der Bezirkshygieneinspektion
2 Std.	Stand und Aufgaben bei der Anwendung und Durchsetzung der VO über die Schüler- und Kinderspeisung im Bezirk Darstellung und Diskussion von analytischen Kontroll- und Untersuchungsergebnissen aus Einrichtungen im Territorium, die Schulspeisung herstellen	
3 Std.	Speisenplangestaltung auf der Grundlage der vorgegebenen Lebensmittelnormen und ernährungsphysiologischen Richtwerte für eine altersdifferenzierte Kost Methodische Hinweise zur Arbeit mit den zentralen Speisenplanempfehlungen und dem Rezepturenkatalog für die Schüler- und Kinderspeisung	Ernährungstechniker
Dienstag		
3 Std.	Speisenkunde Kochpraktische Herstellung kompletter Mittagsmahlzeiten nach dem Rezepturenkatalog für die Schüler- u. Kinderspeisung Demonstrationsbeispiele für den Einsatz und die Verarbeitung angemessener Lebensmittelmengen zur Erzielung altersdifferenzierter Kost. Methodische Hinweise zur Portionierung und Speisenausgabe	Kochinstrukteur
2 Std.	Arbeiten mit Nahrungsmittel-Tabellen Erarbeitung eigener Rezepturen auf der Grundlage der gesetzlichen Bestimmungen	Ernährungstechniker
1 Std.	Veränderungen im Nährstoffgehalt und der sensorischen Eigenschaften von Lebensmitteln bei deren Lagerung, Vor- und Zubereitung bis zum Speisenverzehr	Ernährungstechniker
Mittwoch		
3 Std.	Speisenkunde Herstellung kochpraktischer Anwendungsbeispiele. Einschätzung der ernährungsphysiologischen Wertigkeit von Ergänzungskost mit Varianten für deren Herstellung, ihre Austauschbarkeit und zu beachtende hygienische Risikofaktoren	Kochinstrukteur
1 Std.	Reinigung und Desinfektion von Gemeinschaftsküchen	Dipl.-Lebensmittelchemiker
2 Std.	Betriebliche Voraussetzungen für eine altersdifferenzierte Versorgung der Schüler. Erfahrungen des Zentralen Versorgungsbetriebes VEB Gemeinschaftskost	Betriebsdirektor VEB Gemeinschaftskost, Ökonom der Speisenproduktion
Donnerstag		
3 Std.	Speisenkunde Kochpraktische Herstellung kompletter Mittagsmahlzeiten nach dem Rezepturenkatalog (Vertiefungsbeispiele für die Herstellung altersdifferenzierter Schülerspeisung)	Kochinstrukteur
2 Std.	Besichtigung einer Küche des VEB Gemeinschaftskost mit Erläuterungen zu Problemen der Rationalisierung und der Führung des sozialistischen Wettbewerbs einschließlich der Arbeit mit den Qualitätspässen	Bereichsleiter für Schulspeisung und Ökonom der Speisenproduktion VEB Gemeinschaftskost
Freitag		
3 Std.	Methoden zur Senkung des Hygienerisikos und der Erhaltung der Speisenqualität. Küchentechnische Fehler als Ursache von Erkrankungsgeschehen Küchenhygiene-Wissenstest	Leiter der Abteilung Gemeinschaftsernährung
2 Std.	Zusammenfassung kochpraktischer Anwendungsbeispiele	Kochinstrukteur
1 Std.	Auswertung des Lehrganges	Leiter der Abteilung Gemeinschaftsernährung

a) eine Kost, die den vollen Lebensmittelkosteneinsatz und den zu zahlenden Preis garantiert?
b) eine Kost, die durch ihren hohen Sättigungswert beim Essenteilnehmer ein angenehmes Völlegefühl erzeugt?
c) eine Kost, die den Organismus in die Lage versetzt, alle an ihn herangetragenen Aufgaben (soweit sie ernährungsabhängig sind) voll zu erfüllen?

C; 82%

Frage 2:

Wieviel Prozent der Tageskalorien sollten durch Fett gedeckt werden?
a) 15%
b) 45%
c) 30%

C; 41%

Frage 3:

Trägt der Zellulosegehalt der Nahrung bei
a) zum besseren Wachstum?
b) zur Verdauung?
c) zur Widerstandsfähigkeit des Körpers?

B; 57%

Frage 4:

In welchen Lebensmitteln ist vorrangig Vitamin B enthalten?
a) in Obst und Gemüse?
b) in pflanzlichen Ölen und Fetten?
c) in Vollkornerzeugnissen?
C; 64%

Frage 5:

Wieviel Kalorien sollten durchschnittlich in der Schulspeisung enthalten sein?
a) 500 kcal/Mittagessen?
b) 750 kcal/Mittagessen?
c) 1000 kcal/Mittagessen?
B; 50%

Frage 6:

Auf Grund welcher ernährungsphysiologischer Eigenschaften wird Milch in der Gemeinschaftsverpflegung besonders geschätzt?
a) hoher Vitamin-C-Gehalt?
b) biologisch hochwertiges Eiweiß?
c) hoher Eisengehalt?
B; 84%

Frage 7:

Mit welcher Ergänzungskost werden Gemüseeintöpfe am besten komplettiert?
a) durch Rohkostsalate?
b) durch Frischobst oder Kompott?
c) durch Vor- und Nachspeisen auf Nährmittelbasis und Milch?
C; 82%

Frage 8:

Was versteht man unter dem Begriff „Aufwerten der Kost"?
a) Einsatz preisintensiver Lebensmittel?
b) Ersetzen der durch den Kochprozeß zerstörten Nähr- und Wirkstoffe?
c) Maßnahmen zur Erzielung einer guten Anrichteweise und äußerlichen Attraktivität?
B; 69%

Frage 9:

Welche Fette eignen sich auf Grund ihrer Zusammensetzung und spezifischen Eigenschaften besser für den Bratprozeß?
a) Delikateß-Margarine?
b) Pflanzenöle?
c) Butter?
B; 94%

Frage 10:

Aus welchem Grunde werden Rohkostsalate unter Beigabe von Pflanzenöl oder Mayonnaise hergestellt?
a) zur Erzielung einer besseren Konsistenz?
b) zur besseren Ausnutzbarkeit der fettlöslichen Vitamine?
c) zur Erhöhung des Kaloriengehaltes?
B; 69%

Der Gesamtdurchschnitt der richtigen Antworten lag bei 69%.

Küchenhygiene — Wissenstest

Frage 1:

Aus welchen Stoffen dürfen Gefäße, in denen Speisen vorbereitet, aufbewahrt oder transportiert werden, nicht sein?
a) Plaste oder Aluminium?
b) Zink oder Kupfer?
c) Gußeisen?
B; 70%

Frage 2:

Wie sind Desinfektionsmittel in der Küche aufzubewahren?
a) sind sie in einem der Vorratsräume entsprechend gekennzeichnet zu lagern?
b) Desinfektionsmittel dürfen nicht in Küchen, Zubereitungs- und Vorratsräumen für Lebensmittel aufbewahrt werden, sondern müssen in einem anderen Lagerraum untergebracht werden?
B; 81%

Frage 3:

Wer ist in Gemeinschaftsküchen verantwortlich für das Anlegen eines Gesundheitsausweises für die Beschäftigten?
a) der Betriebsleiter oder der damit von ihm Beauftragte?
b) der Küchenleiter?
c) der Beschäftigte selbst?
A; 59%

Frage 4:

Wer ist für die Ausgestaltung und Einrichtung der Gemeinschaftsküche im Sinne der Küchenordnung verantwortlich?
a) der Betriebsleiter?
b) der Küchenleiter?
c) die Betriebsgewerkschaftsleitung?
A; 43%

Frage 5:

Was hat mit allen Resten der Speisen zu erfolgen, die evtl. Ursache einer Erkrankung nach Genuß von Gemeinschaftsverpflegung wurden?
a) alle Reste der ausgegebenen Speisen, die noch vorhandenen Bestände an Lebensmitteln sowie deren Zutaten (z. B. Gewürze) sind bis zur endgültigen Entscheidung sicherzustellen?
b) alle Essenreste und die zur Herstellung verwendeten Zutaten sind sofort zu vernichten?
c) die Entscheidung über die Vernichtung aller Essenreste trifft der sofort benachrichtigte Betriebsarzt bzw. die Betriebsschwester im Einvernehmen mit dem Küchenleiter?
A; 49%

Frage 6:

Wann ist Fleisch für die Ausgabe zu kochen bzw. zu braten?
a) am Tage vor der Ausgabe, damit es ausreichend durchgekühlt ist und sich gut portionieren läßt?
b) das Fleisch für abzugebende Mahlzeiten ist am Ausgabetag in einem Arbeitsgang zu braten und zu kochen?
B; 95%

Frage 7:

Was hat mit zubereitetem, übriggebliebenem Fleisch in großen Stücken zu geschehen?
a) es ist in der Kühlzelle oder beim Fehlen einer solchen im untersten Fach des Kühlschrankes aufzubewahren oder spätestens am nächsten Tag nach nochmaligem Durchkochen oder Durchbraten auszugeben?
b) es ist der Abfallverwertung zuzuführen?
c) es kann lediglich als kalte Speise im Rahmen der Frühstücksversorgung ausgegeben werden?
A; 47%

Frage 8:

Unter welchen Bedingungen kann Hack- oder Schabefleisch für Klopse, Wiener Hackbraten usw. verwendet werden?
a) wenn es unter Aufsicht des Küchenleiters aus frischem Fleisch beim Fleischer durch den Wolf gelassen wird?
b) wenn die Zerkleinerung des Fleisches in der eigenen Küche erfolgt?
c) wenn das zur Zubereitung verwendete Fleisch vorher gefrostet wurde?
B; 93%

Frage 9:

Unter welchen Bedingungen kann rohes Hack- oder Schabefleisch in der Betriebsverpflegung eingesetzt werden?
a) wenn es ausreichend mit Kochsalz konserviert sowie mit Zwiebel und Gewürzen versetzt worden ist?
b) rohes Hackfleisch und Schabefleisch, zubereitet oder unzubereitet, darf nur in der Frühstücks- und Pausenversorgung abgegeben werden?
c) es ist grundsätzlich verboten, rohes Hackfleisch oder Schabefleisch zubereitet oder unzubereitet abzugeben?
C; 81%

Frage 10:

Was hat mit angelieferten Lebensmitteln zu geschehen, bei denen Anzeichen von Verderb und Verschmutzung vorhanden sind?

a) sie sind durch geeignete mechanische, thermische (Koch- und Bratprozesse) und sonstige Maßnahmen in der Küche von den äußeren Verderbserscheinungen zu befreien und dem Sofortverbrauch zuzuführen?
b) alle Lebensmittel, bei denen Anzeichen von Verderb oder Verschmutzung vorhanden sind, sind zurückzuweisen?

B; 96%

Der Gesamtdurchschnitt der richtigen Antworten lag hier bei 72%.
Immanenter Bestandteil aller Arbeiterversorgungslehrgänge und Gegenstand einer Vielzahl ausschließlich dafür vorgesehener Problemveranstaltungen mit Erfahrungsaustausch, Arbeitsberatungen und dergleichen mehr war und ist die Versorgung der 3. Schicht, wobei die Propagierung der Kühlkost an vorderer Stelle steht. Welche Verbreitung diese Neuerer- und Rationalisierungsmaßnahme inzwischen gefunden hat, geht für den Bezirk Dresden aus Tabelle 3 hervor.
Mit Inkrafttreten der Verordnung über die Schüler- und Kinderspeisung wurden in Zusammenarbeit mit den Fachorganen Handel und Versorgung und den Betriebsakademien des sozialistischen Binnenhandels vielfältige Anstrengungen unternommen, den an der Schülerspeisung beteiligten Mitarbeitern das erforderliche Wissen und Können für die praktische Erfüllung der Kriterien für die altersdifferenzierte Schülerspeisung zu vermitteln. Das dafür von der Bezirkslehrküche erarbeitete Lehrprogramm ist in Tabelle 4 wiedergegeben.
Besonders hierbei sollte erkennbar werden, welches hohe Maß an Vorleistungen für das Aufzeigen und die praktische Demonstration konkreter Lösungswege erforderlich wird, ohne die — wie allgemein in der Ernährungs- und Gesundheitserziehung — ein entsprechender Erfolg nicht zu gewährleisten ist. Insgesamt aber sollten die vorangegangenen Ausführungen und gewählten Einzelbeispiele verdeutlichen, wie intensiv und methodisch gravierend das Hygieneorgan über die Bezirkslehrküche für gesunde Ernährung der anleitenden und beratenden Funktion gerecht zu werden sucht.

Dr. G. Gehlert und
Dr. H.-P. Pietsch
Bezirks-Hygieneinspektion
Dresden

TAGUNGSBERICHTE

Tagung der Gesellschaft für Ernährung in der DDR vom 1. bis 3. Juni 1977 in Leipzig

Die Tagung stand unter dem Thema „Beziehungen zwischen chemischen, physikalischen und ernährungsphysiologischen Eigenschaften von Inhaltsstoffen der Nahrung". Sie wurde von 430 Teilnehmern besucht.
In zwei Plenarvorträgen (Gaßmann: Lebensmittelbestandteile mit funktionellen Eigenschaften als Voraussetzung zur Herstellung von neuen und gesundheitsfördernden Lebensmitteln; Bergner: Zusammenhang zwischen Struktur und Funktion von Nahrungsinhaltsstoffen) wurde ein umfassender Überblick zur Problematik des Tagungsthemas gegeben.
Gaßmann ging insbesondere auf die Beweggründe und Ziele bei der Entwicklung des Lebensmittelsortiments ein und stellte an Beispielen Probleme der Anpassung funktioneller Eigenschaften von Lebensmittelbestandteilen an bestimmte Verwendungszwecke (Quellverhalten, Schaumbildung, Löslichkeit) dar. Hierbei wurde insbesondere die Kenntnis von molekularen Strukturen und ihren Wechselwirkungen als Grundlage funktioneller Eigenschaften herausgestellt und an Beispielen von Fett- und Zuckeraustauschern und ihrer Bestandteile erläutert.
Bergner zeigte anhand zahlreicher Beispiele (Aminosäuren und ihre Hydroxyanaloge, azetylierte Verbindungen, Fettsäuren und ihrer Isomere) die Bedeutung der chemischen Struktur für den Stoffwechsel (Resorption, Retention, Verwertbarkeit) dieser Verbindungen auf. Durch Modifizierungen von Aminosäuren werden unterschiedliche Stoffwechselwege beansprucht. Isomerisierung von Fettsäuren verändern Membraneigenschaften von Mitochondrien.
Die Tagung wurde innerhalb der 4 Sektionen der Gesellschaft fortgesetzt.
Die Sektion Humanernährung gestaltete ihr Vortragsprogramm unter dem Thema „Ernährungsphysiologische Bedeutung und Eigenschaften von Nahrungsinhaltsstoffen mit besonderen funktionellen Eigenschaften".
Die Vorträge von Möhr (Tendenzen des Lebensmittelverbrauchs und Einflüsse auf die Energie- und Nährstoffaufnahme) und Ulbricht (Lebensmittelsubstitution und Verbrauchsentwicklung) behandelten Probleme der Veränderungen des Verbrauchs der einzelnen Lebensmittel während der letzten Jahre, welche Veränderungen in der Energie- und Nährstoffaufnahme erfolgten und welche Lebensmittelsubstitutionen eine ernährungsphysiologisch ausgewogene Kost ergeben.
Grütte betonte in seinem Referat „Zuckersubstitution" nach der Charakterisierung der z. Z. bekannten Zuckeraustauscher, daß trotz erheblicher Anstrengungen, Zuckeraustauscher einzusetzen, bisher nur eine Abschwächung des Anstiegs im Zuckerverbrauch festzustellen ist. Den idealen Zuckeraustauscher, der sowohl die Süße als auch die anderen wirksamen Eigenschaften des Zuckers besitzt, gibt es noch nicht.
Noack besprach u. a. die Notwendigkeit, insbesondere für Risikogruppen den Fettverzehr zu reduzieren, den Anteil essentieller Fettsäuren zu erhöhen, sowie die Zielstellungen der Fettsubstitution und ihre bisherige Realisierungsmöglichkeiten im Rahmen des herkömmlichen Lebensmittelsortiments.
Bock behandelte die funktionellen und ernährungsphysiologischen Eigenschaften von Pektinstoffen (Gelierungsvermögen, Resorbierbarkeit), Zusammenhänge zwischen Struktur und Funktion sowie die Bedeutung als Ballaststoff für die Retention anderer Nahrungsbestandteile.
Weitere Vorträge betrafen das Verhalten von Maltit, Laktose und Zellulose + Eisen im Intestinaltrakt, funktionelle und ernährungsphysiologische Eigenschaften von chemisch modifizierten Proteinen und Nahrungseiweißen sowie die in-vivo-Resorption von Eiweißhydrolysaten.
Die Referate der Sektion Ernährungswirtschaft standen unter dem Thema „Probleme der Umsetzung ernährungswissenschaftlicher Erkenntnisse bei der Produktion von Lebensmitteln".
Nach den beiden grundlegenden Vorträgen von Kahnert (Die Erfüllung der wachsenden qualitativen Ansprüche der Bevölkerung an die Lebensmittel unter

den Bedingungen der sozialistischen Intensivierung in der Lebensmittelindustrie) und Vrábelová (Probleme der Umsetzung der ernährungswissenschaftlichen Erkenntnisse in die Praxis der Volksernährung) wurde über Probleme bei der Qualitätssteigerung in der Speisenproduktion der UVR (Lindner), der Zentralisation der gastronomischen Speisenproduktion (Stündel), Entwicklung proteinfreier Backwarenerzeugnisse (Schneeweiß und Bauer), Entwicklung von Süßwaren (Schönfeld), Entwicklung von Erzeugnissen in der Fleischindustrie (Goldschmidt), Fischindustrie (Münkner), obst- und gemüseverarbeitenden Industrie (Haag) sowie Getränkeindustrie (Plock) referiert. Weitere Vorträge betrafen u. a. die Leitung und Planung der qualitativen Entwicklung der Lebensmittelproduktion (Anders), die Bedeutung von Standards für die Lebensmittelqualität (Grundke), die Erhaltung von Nähr- und Wirkstoffen bei der Be- und Verarbeitung von Lebensmitteln (Tschogowadse, UdSSR), die Einschränkung von Nährstoffverlusten bei der Lebensmittelproduktion (Berger, VR Polen) sowie die Stellung der Verbraucher zu neuen Nahrungsmitteln (Dlouhy).

Die Sektion Diätetik hatte ihre Vorträge unter dem Thema „Diätetischer Anwendungsbereich von Lebensmitteln unter Berücksichtigung spezieller ernährungsphysiologischer Eigenschaften" zusammengefaßt. Es wurden alle wesentlichen Erkrankungen, die diätetisch beeinflußbar sind, abgehandelt, nämlich Adipositas (Ries), Diabetes (Lohmann), Herz-Kreislaufleiden (Knappe), Enzymopathien Cöliakie (Fiehring) und Phenylketonurie (Knapp), Magen- und Darmerkrankungen, Gastritis und Ulcusleiden (Gütz), Steatorrhoe (Bossechert) und Obstipation (Berndt) sowie Leber- und Nierenerkrankungen (Teichmann u. Vetter).

Über die Vorträge der Sektion Tierernährung, die sich mit Wirkungsweisen von Intensivierungsfaktoren auf die Futtermittelqualität befaßten, wird an dieser Stelle nicht berichtet.

Frau Minister Dr. R. Vrábelová, Vorsitzende der Slowakischen Gesellschaft für Rationelle Ernährung, ČSSR, wurde in Würdigung ihrer Verdienste um die Zusammenarbeit der slowakischen Gesellschaft für Rationelle Ernährung mit der Gesellschaft für Ernährung in der DDR mit der Ehrenmedaille der Gesellschaft für die Gesamte Hygiene der DDR ausgezeichnet.

In Anerkennung ihrer wissenschaftlichen Leistungen auf dem Gebiet der Ernährung und ihrer Mitarbeit in der Gesellschaft für Ernährung wurden Prof. Dr. F. Müller, Greifswald, die Ehrenmitgliedschaft der Gesellschaft für die Gesamte Hygiene der DDR und Prof. Dr. W. Krüger, Berlin, die Ehrenmitgliedschaft der Gesellschaft für Ernährung in der DDR verliehen.

Dr. H. E. Schmidt, Mahlow, erhielt für seine verdienstvolle Tätigkeit als Vorsitzender der Sektion Ernährungswirtschaft dieser Gesellschaft die Max-von-Pettenkofer-Münze der Gesellschaft für die Gesamte Hygiene der DDR.

(Die Redaktion ist bemüht, wichtige Vorträge — darunter besonders die beiden Plenarvorträge sowie die Referate der Sektion Diätetik — zu veröffentlichen.)

Mitgliederversammlung der Gesellschaft für Ernährung in der DDR

Während der Tagung wurde die Mitgliederversammlung der Gesellschaft für Ernährung in der DDR durchgeführt.

Zu Beginn gedachten die Anwesenden ihrer verstorbenen Ehrenmitglieder Akademiemitglied Prof. Dr. A. A. Pokrovskij (Moskau) und Prof. Dr. Dr. hc. H. K. Gräfe (Rehbrücke).

In seinem Rechenschaftsbericht ging Prof. Schmandke einleitend auf die generelle Bedeutung der Ernährungswissenschaft und der Lebensmittelwissenschaft in der DDR ein.

Er kennzeichnete die Aufgabe der Ernährungswissenschaft dahingehend, die Kenntnisse hinsichtlich der Beziehungen zwischen Ernährung, Gesundheit und Leistungsfähigkeit des Menschen wesentlich zu erweitern. Das bedeutet im allgemeinsten Sinne, daß bei einem Ernährungszustand ohne Mangel-, Über- und unausgeglichener Ernährung die Bedürfnisse an notwendigen Nährstoffen unter Berücksichtigung ihres Einflusses auf spezielle Leistungen, wie z. B. Wachstum, Schwangerschaft, Stillperiode, Altersprozeß, in ihrer Wechselwirkung auf den Organismus zu ermitteln sind.

Hinzu kommen aber auch solche, die sich mit Untersuchungen zur Beeinflussung durch falsche Ernährung hervorgerufenen Erkrankungen befassen. Dazu gehören vor allem sowohl die durch energetische Überernährung als auch durch zu hohen Fett- und Zuckerverzehr bedingten Folgeerkrankungen, wie z. B. Fettsucht, Zuckerkrankheit, Gicht, Bluthochdruck, Herz-Kreislauf-Erkrankungen (insbesondere Herzinfarkt). Das bedeutet, daß Untersuchungen zur Stoffwechselcharakterisierung solcher Risikogruppen unserer Bevölke-

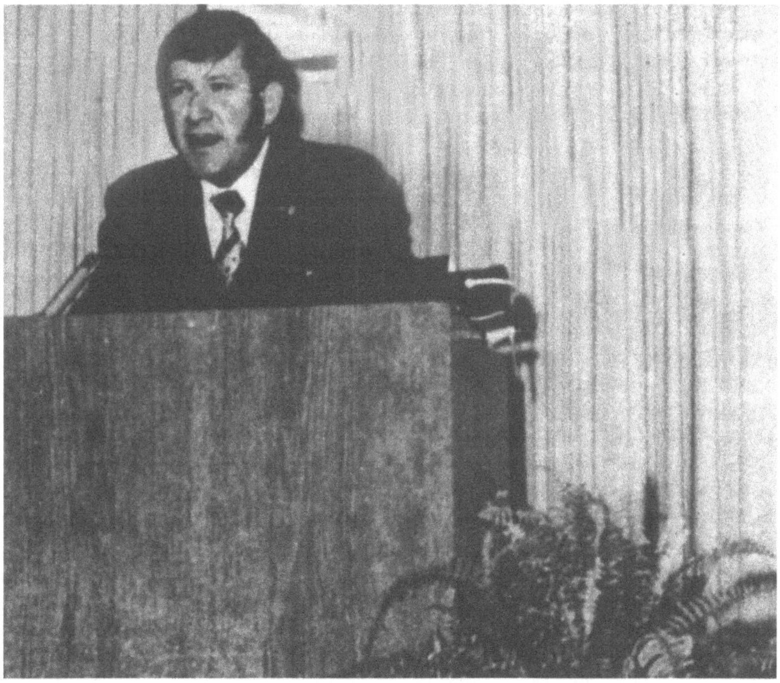

Der Vorsitzende der Gesellschaft für Ernährung in der DDR, Prof. Dr. Schmandke, während seiner Ausführungen anläßlich der Mitgliederversammlung der Gesellschaft.

rung notwendig sind, um entsprechende Möglichkeiten zur Beeinflussung ableiten zu können.
Unter Priorität der gesellschaftlichen Notwendigkeit ergaben sich die genannten Anforderungen an die Lebensmittelwissenschaft zum einen aus den Erfordernissen der Entwicklung der wissenschaftlichen Disziplin selbst und zum anderen aus Anforderungen, die die Ernährungswissenschaft an die Lebensmittelwissenschaft stellt. In jedem Falle ist die Hauptzielgröße eine gleichbleibende oder verbesserte Lebensmittelqualität im umfassenden Sinne, also auch einschließlich der Elemente einer gesundheitsfördernden Ernährung. Die Forschungsaufgaben aus der spezifischen Entwicklung der Lebensmittelwissenschaft ergeben sich aus folgenden Anforderungen:

— Verbesserung der Materialökonomie bei der Produktion von Lebensmitteln
— Übergang zur industriemäßigen Lebensmittelproduktion
— Zunahme der Verarbeitung neuartiger Rohstoffe bei der Produktion von Lebensmitteln.

Die Ernährungswissenschaft erhebt aus Gründen der bereits dargestellten energetischen Überernährung und des zu hohen Konsums an Fett und Zucker an die Lebensmittelwissenschaft die Forderung, deren Gehalt in Lebensmitteln zu senken. Das bedeutet in erster Linie, Lebensmittelbestandteile mit fett- und zuckerähnlichen Eigenschaften zu entwickeln.
Im folgenden ging der Vorsitzende auf die Aktivitäten der Gesellschaft seit der letzten Mitgliederversammlung ein. Die Zahl der Mitglieder der Gesellschaft hat sich von 623 auf 685 erhöht, davon entfallen — einschließlich korporative Mitglieder — auf die einzelnen Sektionen

— Humanernährung	74
— Ernährungswirtschaft	117
— Diätetik	304
— Tierernährung	184
Ehrenmitglieder	6

An wichtigen Veranstaltungen, die von der Gesellschaft oder ihren Sektionen durchgeführt worden sind oder aktiv mitgestaltet wurden, seien genannt

— Arbeitsberatung der Arbeitsgruppe Handel in der Sektion Ernährungswirtschaft zum Thema „Sozialistische Kooperationsbeziehungen zwischen Frischwarenproduktion und Einzelhandel bei Lebensmitteln" (Januar 1976 in Wohlenberg)
— Internationale Arbeitstagung der Sektion Humanernährung zum Thema „Wirkung und Mechanismen blutlipiderhöhender und -senkender Faktoren" (Mai 1976 in Potsdam)
— Seminar der Sektion Ernährungswirtschaft zum Thema „Die Anforderungen an die Ernährungswirtschaft nach dem IX. Parteitag der SED (Juni 1976 in Berlin)
— Fachtagung der Sektion Diätetik zum Thema „Probleme der prae- und postoperativen Ernährung" (September 1976 in Berlin)
— Fachtagung der Sektion Ernährungswirtschaft zum Thema „Ernährungswirtschaftliche Aspekte des Vertriebs und des Verbrauchs von Milch und Milcherzeugnissen (Januar 1977 in Eisenach)
— Fachtagung der Sektion Ernährungswirtschaft zum Thema „Probleme der Versorgung der Landbevölkerung mit Lebensmitteln" (April 1977 in Neubrandenburg)
— Die Sektion Tierernährung veranstaltete im Berichtszeitraum 4 Symposien bzw. war an deren Durchführung beteiligt.

Weitere Aktivitäten wurden auf dem Gebiet Weiterbildung und Öffentlichkeits- und prognostischer Arbeit geleistet durch intensive Vortragstätigkeit, Mitarbeit an Problemdiskussionen, an den Empfehlungen für die durchschnittliche tägliche Kalorien- und Nährstoffaufnahme und den durchschnittlichen physiologischen Nährstoffbedarf der DDR-Bevölkerung, an Literaturstudien und Stellungnahmen für Ministerien und die Staatliche Plankommission.
Die internationale Zusammenarbeit konnte u. a. durch

— Vorbereitungen einer vertraglichen Vereinbarung über die Zusammenarbeit mit der ungarischen Gesellschaft für Ernährungswissenschaften
— aktive Teilnahme am 2. Europäischen Ernährungskongreß 1976 in München

intensiviert werden.
Abschließend zog der Vorsitzende Schlußfolgerungen für die Arbeit der Gesellschaft in den nächsten Jahren. Hierbei stellte er als Schwerpunkte heraus

— die gesamtgesellschaftlichen und wissenschaftlichen Veranstaltungen der Sektionen auf hohem Niveau durchzuführen und stärker als bisher ihre Auswertungen im Sinne von durchzuführenden Maßnahmen und Empfehlungen zu betreiben
— eine Statutenänderung zu veranlassen, um zur Erhöhung des Niveaus der Arbeit der Gesellschaft nur alle 4 Jahre einen Gesamtkongreß einschließlich Mitgliederversammlung und Wahl des Vorstandes zu organisieren
— die Arbeit in der Gesellschaft auf eine breitere Anzahl von Mitgliedern zu verteilen und die Mitgliederwerbung verstärkt durchzuführen
— eine verstärkte Publikationstätigkeit und qualifizierte Ernährungsaufklärung durchzuführen.

Auf der Mitgliederversammlung wurden der neue Vorstand und die neue Revisionskommission der Gesellschaft gewählt.

Der Vorstand hat folgende Zusammensetzung

Prof. Dr. rer. nat. habil. Horst Schmandke
ZfE, Bereichsleiter
Vorsitzender

Prof. Dr. agr. sc. Günter Gebhardt
Leiter des Bereiches Tierernährung der Sektion Tierproduktion und Veterinärmedizin der KMU Leipzig
stellv. Vorsitzender

Dr. rer. nat. Wolfgang Rödel
ZfE, Wissenschaftl. Mitarbeiter
Sekretär

Dr. rer. nat. Brigitte Hartmann
ZfE, Wissenschaftl. Mitarbeiterin
Schatzmeister

Prof. Dr. med. vet. habil. Helmut Haenel
ZfE, Direktor

Prof. Dr. sc. Arno Hennig
Leiter der Fachgruppe Jena der Sektion Tierproduktion und Veterinärmedizin der KMU Leipzig

Prof. Dr. med. vet. habil. Hans-Albrecht Ketz
ZfE, Bereichsleiter

Oberst Gerhard Müller
Mitarbeiter des Ministeriums für Nationale Verteidigung

Prof. Dr. med. sc. Rudolf Noack
ZfE. Bereichsleiter

Doz. Dr. agr. sc. Dietrich Schilling
Dozent an der Handelshochschule Leipzig

MR Prof. Dr. med. habil. Karl Vetter
Chefarzt der Forschungsklinik des ZfE

Dr. rer. nat. Jürgen Proll
ZfE, Wissenschaftl. Mitarbeiter
Redaktionsmitglied

Dr. rer nat. Gottfried Ulbricht
ZfE, Wissenschaftl. Mitarbeiter

In die Revisionskommission wurden gewählt

Dr. L. Aust — **Frau Ch. Hirte**
Dr. J. Kleemann — **Dr. G. Ulbricht**

Während der Tagung führten die Sektionen Humanernährung und Tierernährung ihre Mitgliederversammlungen durch und berieten die Aufgaben für die folgenden Jahre.
Außerdem wurden die Vorstände der Sektionen gewählt.
Dem Vorstand der Sektion Humanernährung gehören an:
Prof. Dr. R. Noack (ZfE, Rehbrücke), Vorsitzender; Dr. N. Bannert (Mediz. Akademie, Magdeburg); Dr. H. Fiedler (Bezirkskrankenhaus Suhl); Dr. F. K. Grütte (ZfE, Rehbrücke); Dr. M. Möhr (ZfE, Rehbrücke) stellv. Vorsitzender; Dr. H. Przybilski (ZfE, Rehbrücke) Sekretär; Dr. Lore Semmler (Deutsches Hygiene-Museum der DDR, Dresden).

Dem Vorstand der Sektion Tierernährung gehören an:
Prof. Dr. sc. A. Hennig (KMU, Leipzig) Vorsitzender; Prof. Dr. sc. H. Bergner (HU Berlin) stellv. Vorsitzender; Prof. Dr. sc. R. Schiemann (Forschungszentrum für Tierproduktion Rostock) stellv. Vorsitzender; Dr. L. Bretschneider (Ministerium Wissenschaft und Technik); Prof. Dr. sc. G. Gebhardt (KMU Leipzig); Dr. B. Graupe (Wiss.-Techn. Zentrum Meiningen); Dr. J. Kleemann (Bez. Inst. f. Vet.-Wesen Wusterhausen) Rev.-Komm.; Dr. Kolbitz (Forschungszentrum für Tierproduktion Rostock); Dr. U. Knüppel (VVB Ind. Tierproduktion); Prof. Dr. W. Laube (Akademie der Landwirtschaftswissenschaften der DDR); Prof. Dr. sc. S. Poppe (Sekt. TP d. W.-Pieck-Universität Rostock); Dr. Schubert (Rat des Bezirkes Gera, Versuchsstation Remderoda) Sekretär.

XX. Kongreß der Slowakischen Gesellschaft für Rationelle Ernährung, Tatranska Lomnica (25.—27. 4. 1977)

Thema der Tagung: Mit höherer Qualität der Ernährung zum Wachstum der Intensität und der gesellschaftlichen Effektivität des Reproduktionsprozesses beitragen

Die Ausführungen des stellvertretenden Ministerpräsidenten der SSR, Gregow, unterstrichen die Bedeutung, die seitens Partei und Regierung der SSR den Fragen der rationellen Ernährung beigemessen wird. Hiernach wird die rationelle Ernährung als komplexe Aufgabe und Bestandteil der Gesamtpolitik verstanden. Die Bemühungen konzentrieren sich u. a. darauf, die drei wesentlichsten Aspekte, nämlich die ernährungswissenschaftlichen Erkenntnisse und Erfordernisse, die Verbrauchererwartung sowie die ökonomischen Belange zu berücksichtigen.
Durch den stellvertretenden Minister für Landwirtschaft und Ernährung der ČSSR, Cakajda, wurden die Ergebnisse und Bemühungen der Landwirtschaft um eine rationelle Ernährung dargelegt. Trotz der in den letzten Jahren aufgetretenen Schwierigkeiten — bedingt durch klimatische Faktoren — gelang es der ČSSR, insbesondere den Bedarf an Fleisch aus eigenem Aufkommen zu decken.
Die bisherige Entwicklung in der Landwirtschaft ist positiv. 80% des Geflügels wird in Großbetrieben gewonnen. Zur Zeit bestehen 2096 landwirtschaftliche Genossenschaften, wobei jede Genossenschaft eine Fläche bearbeitet, die größer als 2000 ha ist. Die Konzentration der Tierproduktion ist weit vorgeschritten, so daß nunmehr die Konzentration der Pflanzenproduktion begonnen wird.
Taschev (VR Bulgarien) informierte über die Ernährungsituation bestimmter Bevölkerungsgruppen in der VRB. Besondere Bedeutung gewinnt in Zukunft die Gemeinschaftsverpflegung. Gegenwärtig werden etwa 30% der Bevölkerung über die Gemeinschaftsverpflegung versorgt. Bis 1985 ist eine Steigerung der Beteiligung auf 60% beabsichtigt. Zur Verwirklichung dieser Aufgabe werden bis 1980 12 große Küchenkombinate errichtet.
Über die präventiven Aufgaben der Ernährung als Sache der ganzen Gesellschaft referierte der stellvertretende Minister für Gesundheitswesen der SSR, Frau Vrábelová. Die ständige Verbesserung des Lebensstandards in der SSR führt zu einer Steigerung der Überernährung. 20 bis 25% der Kinder sind übergewichtig. Dieser Anstieg ist in der SSR sogar noch größer als in der ČSR.
Jährlich sterben etwa 1200 Männer im Alter von 35 bis 45 Jahren an Herz-Kreislauferkrankungen. Bei Frauen ist neben dem Übergewicht auch ein Eisenmangel verbreitet. Die Diabeteshäufigkeit beträgt insgesamt 3% und steigt weiter an.
Die Notwendigkeit der Zusammenarbeit zwischen Gesundheitswesen, Industrie und Handel unterstrich der stellvertretende Minister für Handel der SSR, Somogyi. Auch er ging auf die besondere Rolle der Gemeinschaftsverpflegung im Rahmen der rationellen Ernährung ein. Dem Gaststättenwesen obliegen 89% der Gemeinschaftsverpflegung. In der SSR sind 41 000 Werktätige in der Gemeinschaftsverpflegung tätig.
Die Entwicklung im Bereich des Einzelhandels war bisher größer als im Bereich des Gaststättenwesens. Große Probleme bestehen auf dem Gebiet des Gaststättenwesens in den Neubausiedlungen. Das Gaststättennetz wird hierbei zu gering bemessen, so daß die Qualität infolge Überfüllung und Überlastung fällt. Es wird eingeschätzt, daß etwa 50 000 Tischplätze im Gaststättenwesen fehlen. Als neue Norm wird für jede Wohnung 1 m² Gaststättenfläche vorgesehen.
Jakaba, Gara und Kruzliak informierten über weitere Entwicklungen auf dem Gebiet der Gemeinschaftsverpflegung. Im Bereich der Schüler- und Kinderspeisung wurden seit 1953 erhebliche Fortschritte erzielt.
Folgender Versorgungsgrad ist vorgesehen:

Kindergärten	70%	im Jahr 1980
	85%	im Jahr 1990
Grundschulen	70%	im Jahr 1980
und Mittelschulen	90%	im Jahr 1990

Bis 1990 sollen 1 180 000 Bürger an der Gemeinschaftsverpflegung teilnehmen. 20,5% der Bevölkerung der SSR werden über die Gemeinschaftsverpflegung versorgt. Davon entfallen etwas mehr als die Hälfte auf die Schülerspeisung (62%), danach folgen Betriebsessen (28%), Krankenhausverpflegung einschließlich Kureinrichtungen usw. (6%) und Mensaverpflegung (4%). Der Anstieg des Betriebsessens betrug im letzten Fünfjahrplanzeitraum 2,8%, bei Schulessen 17%.
Über die Perspektiven der Sicherung der Ernährungsentwicklung der Bevölkerung der ČSSR informierten Manas (Staatliche Plankommission Prag), Simoncic (Bratislava) und Smrha (Prag). Im Vordergrund der Ausführungen stand die Notwendigkeit, durch Maßnahmen der Intensivierung der Landwirtschaft den Bedarf an Lebensmitteln weitestgehend durch Eigenaufkommen zu decken.
Hierzu zählt z. B. die Erhöhung des Kartoffelaufkommens von gegenwärtig 140 dz/ha auf 225 dz/ha 1990.
Nach Simoncic ist der Eiweißbedarf der Bevölkerung der SSR noch nicht aus-

reichend gedeckt. Damit einher geht die Tatsache, daß 20 bis 30% der Bevölkerung der Ostslowakei anämische Erscheinungen zeigen.
Nach Barta (Ministerium für Handel, Prag) wird sich das Einkommen der Bevölkerung der ČSSR bis zum Jahre 2000 um das 3fache erhöhen. Dabei werden sich die Ausgaben für die Lebensmittel verdoppeln. Die Erhöhung der Ausgaben wird für einzelne Lebensmittelpositionen wie folgt eingeschätzt: Fleisch 80%, Milch 240%, Obst und Gemüse 270%, alkoholfreie Erfrischungsgetränke 240%.
Im Rahmen des Jubiläums-Kongresses wurde Prof. Schmandke, Vorsitzender der Gesellschaft für Ernährung in der DDR, für seine bisherige Tätigkeit auf dem Gebiet der Ernährung und für seine Verdienste um die Zusammenarbeit mit der Slowakischen Gesellschaft für Rationelle Ernährung die Ehrenmitgliedschaft der Gesellschaft zugesprochen.

F. v. Kozierowski

Kongreß der Ungarischen Gesellschaft für Ernährung „Ernährung und Lebensweise" Székesfehérvár/Ungarische VR, 26.—28. 5. 1977

Wesentliche Absicht war, nationale Vertreter von Ernährungswissenschaft, Gesundheitswesen, Medizin und Lebensmittelindustrie sowie internationale Gäste an einen Tisch zu bringen, um die Verbesserung der Ernährungssituation in komplexer Zusammenarbeit zu diskutieren. Die nationale Ernährungssituation, ihre Probleme und Beziehungen zur Wissenschaft und Wirtschaft unterscheiden sich kaum von der Situation in anderen sozialistischen Industriestaaten.
Auch in der UVR wird die kalorische Überernährung, resultierend aus übermäßigem Fett-, Zucker- und Alkoholverbrauch, in ihren gesundheitlichen Konsequenzen als besorgniserregend beurteilt (Fettsucht, Diabetes, Arteriosklerose u. a.). Dabei wurde auf die entscheidende Bedeutung der Ernährungsprophylaxe hingewiesen. In diesem Zusammenhang galt den Maßnahmen zur Durchsetzung eines Programms der gesunden Ernährung in der DDR besonderes Interesse.
In der VR Polen waren bei über 30% der Männer zwischen 40 und 59 Jahren ausgeprägte Hyperlipoproteinämien nachweisbar, davon betrafen 16% die Triglyzeride, 7,6% Cholesterin, bei 4% waren beide Erhöhungen festzustellen (Szostak u. a.). Nach jugoslawischen Untersuchungen leiden 60—70% der erwachsenen fettsüchtigen Bevölkerung an Hypertonie oder an Hypercholesterinämie oder an beidem (Buzina).
Ebenfalls in Jugoslawien ist die Säuglingsüberernährung mit der Fettsucht im Schulalter korreliert. Ferner steigt die Häufigkeit der Fettsucht bei Kindern aus Familien mit höherem Einkommen, mit der Vollberufstätigkeit der Mutter und in monotonen Neubaugebieten (Golubovic-Curcic/Lukic). Den sozialökonomischen Faktoren muß besondere Aufmerksamkeit gewidmet werden.
Für die Ulcusgenese wurden überwiegend psychologische, weniger Ernährungsfaktoren verantwortlich gemacht. 5—10% der erwachsenen Bevölkerung Ungarns leiden an Ulcus. Zu ihrer Manifestation tragen unregelmäßige Lebens- und Ernährungsweise (am Beispiel von Personen, die im Transportwesen beschäftigt sind), ständig wechselnde Umwelteinflüsse, ansteigende Arbeitsaufgaben und andere Faktoren bei (Kukor). Der zusätzliche Einfluß bestimmter Pestizide (Dimethoat, Trichlorphon, Malathion) ist nach Tierversuchen auch für den Menschen nicht von der Hand zu weisen (Kekes/Berencsi).
Fütterungsversuche an Ratten mit Methylzellulose ergaben eine Senkung des Serumharnstoff-Spiegels. Davon ausgehend wurde auch der Serumharnstoff-Spiegel bei chronisch uraemischen Patienten durch Methylzellulose (6 g/Tag) gesenkt, ein u. U. praktisch bedeutungsvoller Befund (Rigo u. a.).
Interessant war die Beobachtung, daß bei Eisengaben an Mädchen von 15 bis 18 Jahren mit latentem Eisenmangel aber ausreichendem Vitamin-C-Status trotzdem zusätzlich Vitamin-C-Applikation zweckmäßig ist, weil die Eisengabe sonst den Vitaminstatus beeinträchtigt (Bouqet/Botond).
Fragen der Säuglingsernährung fanden besondere Beachtung, nachdem die Bedeutung des Stillens, mindestens aber der bedarfsgerechten Ernährung im Säuglingsalter, für die Gesundheit im späteren Leben eine größere Rolle als bisher angenommen spielen dürfte. Angemessener Eiweiß- und Mineralstoffgehalt der Kost, Erhöhung des Laktosegehalts auf Kosten anderer Kohlenhydrate, zweckmäßige Korrelation wichtiger Mineralstoffe (z. B. Zn:Cu) wurden ausführlich behandelt. Säuglingsnahrungsmittel liefern im Verhältnis zu Muttermilch nur 15—20% Eisen, 14—19% Kupfer, aber 130—180% Zink. Praktische Konsequenzen für die Flaschennahrungen sind zu erwägen. Überhaupt werden in den Säuglingsnahrungen gegenüber Muttermilch verschiedene Risikofaktoren gesehen (Lindnerne/Gergely).
Verschiedentlich wurde auf Mängel in der Mineralstoffversorgung hingewiesen. Sie betrafen insbesondere Ca, Mg, Fe, Zn und Cu sowie Spurenelemente. Es wurde über eisenmangelbedingte Anämien bei Schulkindern und anderen Personengruppen berichtet. Bei tragenden Ratten bewirkte eine reichliche Kalziumversorgung eine Erniedrigung des Blei- und Kadmiumgehaltes des Foetus und des mütterlichen Organismus (Morava u. a.).
Bei Ratten war eine proteinreiche und kohlenhydratarme, gefolgt von einer proteinarmen und kohlenhydratreichen Kost kurz vor der Leistung Voraussetzung für höhere physische (Schwimm-)Leistungen (Frenki).
Beiträge von seiten der Lebensmittelverarbeitung und Lebensmitteltechnologie befaßten sich mit der Fetteinsparung durch Teflon-Pfannen und „contactors", einer Bratart, bei der das Bratgut von oben und unten einer Hitzebehandlung durch wellblechförmige Folien unterworfen wird; dadurch wird auch zähes Fleisch zart und schmackhaft.
Säuglingsnahrung, Diabetikerlebensmittel, kochsalzarme Produkte, Produkte für die Campingversorgung und Schnellfrostgerichte (aus verschiedenen Komponenten bestehend, die beim Garprozeß zusammengesetzt werden und ihren ursprünglichen Wohlgeschmack und Nährstoffgehalt weitgehend behalten) wurden in ansprechenden Beispielen demonstriert. Die ungarische Gefrierindustrie produziert jährlich 80000 t Gefrierkonserven, darunter beträgt der Anteil an halbfertigen und Fertig-Gerichten 40%. Von seiten der Süßwarenindustrie wurde auf Bestrebungen hingewiesen, durch den Zusatz von Eiweiß und Mineralstoffen zu ernährungsphysiologisch günstigen Produkten zu gelangen. Haenel/Pfaff

Essen und Trinken im klassischen Athen

Auszüge aus dem Buch „Reise in das alte Athen" von Janos Sarkady

Es gibt wenige Städte, die in ihrer Blütezeit so viel zur Kultur der Menschheit beigetragen haben wie das klassische Athen. Trotzdem entwirft der ungarische Altertumsforscher Janos Sarkady kein makelloses Bild von der Athener Demokratie, sondern benutzt Grabungsfunde und Schriftquellen zu einer kritischen Betrachtung. Die einzelnen Äußerungen der griechischen Hochkultur in Kunst und Geisteswissenschaften, Wirtschaft und Rechtswesen, Innen- und Außenpolitik werden in diesem Buch in ihrer Wechselbeziehung dargestellt. Das Buch — erschienen als Gemeinschaftsausgabe des Corvina-Verlages Budapest und des Prisma-Verlages Zenner und Gürschott Leipzig — birgt eine Fülle wenig bekannter Fakten, darunter auch über das Essen und Trinken in jener Stätte des klassischen Altertums.

Unter den bedeutenden Leistungen Griechenlands und vor allem Athens fallen die kulturellen und politischen am meisten ins Auge, sie sind die glanzvollsten; aber es war die kraftvolle Entwicklung des wirtschaftlichen Lebens, die die Grundlage für den Aufschwung im Athen der klassischen Epoche schuf. Die Basis der Wirtschaft wiederum bildete in erster Linie die Landwirtschaft, denn die Mehrheit der Bevölkerung in den klassischen Stadtstaaten des alten Griechenlands bestand aus Bauern.

Im 5. Jahrhundert v. u. Z. bildeten Viehzucht und Ackerbau bereits eine ausgewogene Einheit, allerdings war die Großviehhaltung nicht mehr so bedeutend, wie nach der Beschreibung in den Homerischen Epen für die frühe Zeit angenommen werden kann. Das war auch natürlich: Pferde- und Rinderherden konnten in Griechenland nur in einigen Ebenen gehalten werden. Pferde dienten der Aristokratie mehr für sportliche und repräsentative Zwecke, die Rinderhaltung entsprach dem Bedarf der Bauern an Zugtieren. Zwei Ochsen waren das Wichtigste für den Bauern, ohne sie galt er als äußerst arm.

Sehr verbreitet war die Zucht kleinerer Haustiere, vor allem von Schafen und Ziegen. Die Produkte der Viehzucht, hauptsächlich Quark und Käse, spielten in der Verpflegung der städtischen Bevölkerung eine wichtige Rolle; noch wichtiger waren Felle und Wolle als Grundstoffe der gewerblichen Produktion. Für die Versorgung der Bevölkerung war auch die Schweinezucht nicht zu unterschätzen.

Einen eigenwüchsigen Erwerbszweig stellte die Bienenzucht dar. Häufig hielt sich der griechische Bauer neben seiner Wirtschaft einige Bienenvölker, um sein Einkommen zu erhöhen. Die Süße des attischen Honigs war in der Antike zum Begriff geworden. Man kann sich vorstellen, welche wichtige Rolle die Imkerei im Handel spielte, wenn man bedenkt, daß im klassischen Altertum der Rohrzucker noch unbekannt und der Honig der einzige praktisch verwendbare Süßstoff war.

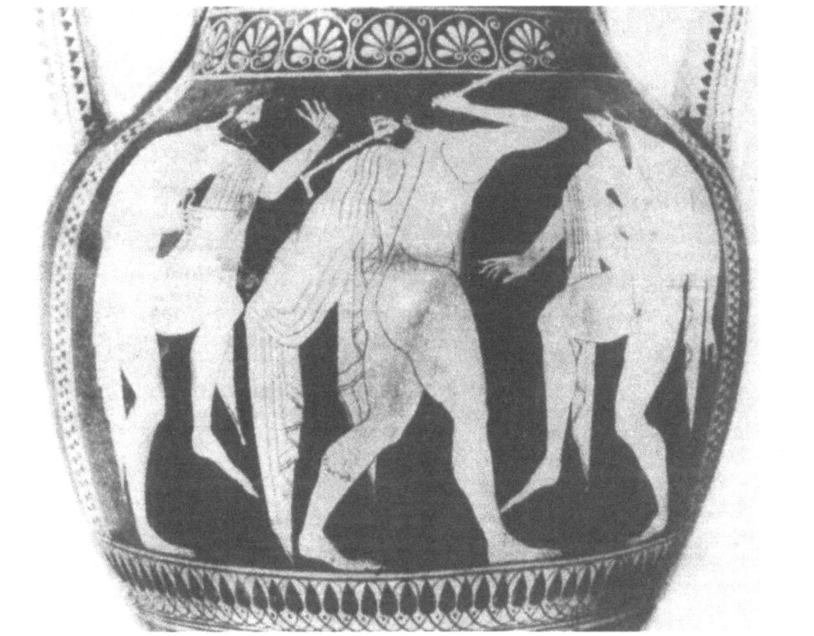

Zecher auf einer Amphora des Euthymides (um 510—500 v. u. Z.)

Verschiedene Zweige der Viehzucht, so die Geflügelzucht, lagen ihrer Bedeutung nach wahrlich nur am Rande, wenn man sie mit der Landwirtschaft vergleicht, die zweifellos im Mittelpunkt stand. In Athen, auf den Feldern Attikas machte der Getreideanbau eindeutig den entscheidenden Teil der Landwirtschaft aus. Weizen konnte auf dem leichten Boden allerdings nur wenig angebaut werden, und so waren Gerste und Hirse die wichtigsten Getreidesorten. Aus ihnen wurde die Hauptnahrung der Griechen, das Brot, zubereitet, beziehungsweise dessen frühe Form, ein fladenähnliches Gebäck.

Neben dem Getreideanbau entwickelte sich der Gartenbau, der Anbau von Ölbäumen und Wein. Er rückte sogar im Höhepunkt der klassischen Zeit in den Vordergrund. Vor allem war es der Ölbaum, der das Interesse der Bauern fand. Seine Frucht verwandte man unmittelbar oder in Form des daraus geschlagenen Öles vielseitig zur Ernährung (aber auch zur Beleuchtung, Reinigung und zu sonstigen Haushaltszwecken). Es ist daher kein Zufall, daß die Athener den Ölbaum als ein Geschenk ihrer Schutzgöttin Athene betrachteten. Man rühmte ihr nach, sie hätte die Herrschaft über die Stadt im Wettstreit mit dem Meeresgott Poseidon durch die Erschaffung des Ölbaumes errungen.

Großer Beliebtheit erfreute sich der Weinanbau. Die Weinlese wurde zum echten Volksfest. Die Trauben wurden in den Bottichen mit den Füßen „gekeltert"; singend und rhythmisch stampfend, bewegte man sich wie im Tanzschritt.

Szenen der Weinlese sind beliebte Themen der Vasenmalerei jener Zeit. Nicht nur der Mensch erscheint auf den Bildern bei der Weinlese und beim Zechen, sondern auch der Gott des Weines und des Rausches, Dionysos, mit seinen heiteren und zügellosen Begleitern, den halb tierischen Silenen und Satyrn.

(Fortsetzung folgt)

Auf der letzten Umschlagseite setzen wir den Abdruck der kalorienreduzierten Werkessen fort.

Es war im Jahre 1487 . . .

. . . als zum ersten Male von „Lebkuchen“ die Rede war. Aus dem „Labküchlein“ religiöser Handlungen wurde zur Weihnachtszeit ein Gebäck, das sich bald einer großen Beliebtheit erfreute. Der alte Stich zeigt eine Festlichkeit im Nürnberg des Jahres 1487, die in einer ebenso alten Chronik ausführlich beschrieben wird. Danach mußten dreieinhalbtausend Kinder nach Schluß des Reichstages dem „vieledlen kaiserlichen Herrn“ Friedrich III. ein Ständchen bringen und erhielten als Lohn einen Lebkuchen. Hier taucht die Bezeichnung erstmalig urkundlich auf . . .

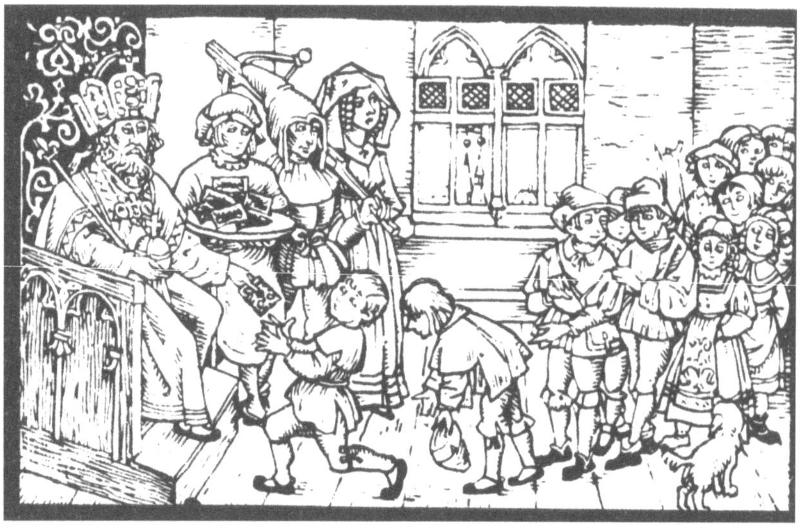

Item 1487 jar ſey vermeldt eyn groſz geſchechen ſo veranlaſzet unſer edel keyſerlich herre Friedrich der drytte. Manniglich ſorg und plag der Keyſer muſt han mitt Fůrſten und Graffen allwo dabey geweſt auffm Keychstag zu Nůrmberg. Derohalb erſan der Keyſer eyn gar lieblich kurtzweyl item er hått eyn ſunderlich Frewd am gſang on gſpil der kinder. Alspald citieret er all kinder ſo ſchon zu gehen vermoegen mitt denen Schreybmeiſtern fuer ſeyne majeſtet zu eym gſang umb die linden auff der veſten. mer denn drey und eynhalb tauſend kinderen zogen fuer den vylledel keyſerlich herre. Eyn wunderſamb ſchoen gſing iſt da geweſt zu hoeren allenthalben in der gantzen ſtatt. Mitt vyll huld beſchenket der Keyſer jeds kind mitt eym Lebkuechlein ſo mann hått ſeyn bildnuss auffdrucket.

490 Jahre später . . .

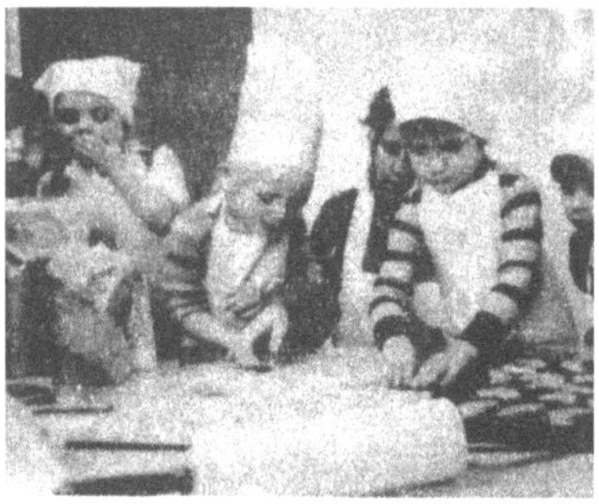

. . . ging es lustig zu bei der großen Weihnachtsbäckerei im Betriebskindergarten des VEB Schwermaschinenbaukombinat „Ernst Thälmann“ in Magdeburg. Mit wahrem Arbeitseifer waren die Kleinen am Werk, um ihre Eltern mit einer „Eigenproduktion“ zu erfreuen.

Pardubicer Pfefferkuchen . . .

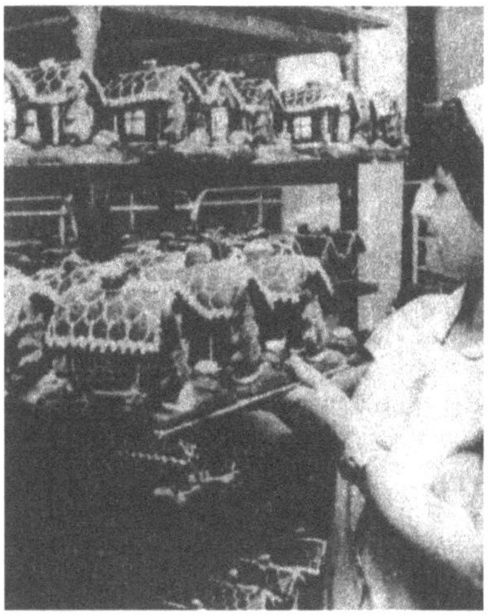

sind eine sehr geschätzte Spezialität Ostböhmens.

Festtagsgebäck als Nahrungsmittel?!

Von den vielen Traditionen und Gebräuchen zur Zeit des Jahresendes sind viele in Vergessenheit geraten, kaum jedoch die, die unser „leibliches Wohl“ betreffen. Festbraten, Stollen und Pfefferkuchen sowie tausend andere Leckereien erwecken den Anschein, als sei das Essen das Wichtigste in den letzten Tagen eines Jahres.
Dabei ist gerade hier einige Zurückhaltung geboten, denn es soll nachhaltig im Gedächtnis besonders der Übergewichtigen die Tatsache wach- und zurückgerufen werden, daß wir mit drei Scheiben des beliebten und bekannten Dresdener Stollen fast ein Drittel unseres täglichen Kalorienbedarfs decken!
Wir sollen täglich nicht mehr als 80 bis 90 g Fett verzehren. Stollen enthält in 100 g wenigstens 30 g Fett!
Und da fast alle von uns in diesen Tagen sehr gern „mal von allen süßen Sachen etwas“ probieren — zuzüglich zum Gänsebraten — so ist das Mehr an Kalorien doch zumeist sehr beträchtlich.
Nun soll hier keineswegs auf der drittletzten Seite der letzten Ausgabe der „Ernährungsforschung“ ein Feldzug für Knäckebrot, Joghurt und Radieschen und wider das Schlemmen geführt werden. Im Gegenteil: Schlemmen ist durchaus einmal erlaubt, nur sollte man das „In Maßen und nicht in Massen“ stets im Auge (oder im Magen) behalten.

L. Kusche

*Kalamitäten mit Kalorien**

In seinen „Zehn Regeln für eine gesunde Lebensweise" vermerkte Heinrich-Karl Gräfe unter Nr. 9: „*Kernpunkt einer gesunden und vernünftigen Lebensweise bleibt allerdings immer die richtige und angemessene Ernährung. Seien Sie nicht böse, daß ich das noch einmal betone ...*".

Schon lange vor der Entdeckung der Vitamine warb der Schweizer Arzt Max Oskar Bircher-Benner für eine vernünftige und natürliche Ernährung. Seither haben sich ungezählte Fachleute mit der Angelegenheit beschäftigt und viel Wissens- und Beherzigenswertes darüber geschrieben.

Im Jahre 1968 stellten zwei amerikanische Nobelpreiträger sogar die These zur Diskussion, eine Reihe von Psychosen und Geisteskrankheiten werde durch falsche Ernährung verursacht und können mit einer speziellen Diät bekämpft werden. Was aus dieser Theorie geworden ist, weiß ich leider nicht.

Heute gibt es eine umfangreiche Literatur über vernünftige Ernährung, es gibt darüber hinaus ein umfangreiches Sortiment von kalorienreduzierten Nahrungsmitteln, Diätspeisen und -getränken. Und jene Lithographie, die Herbert Sandberg zu dem Seneca-Wort **„Der Mensch stirbt nicht, er bringt sich um"** geschaffen hat, ist sicher vielen Zeitgenossen bekannt.

Nichtsdestoweniger behaupten die meisten Kremtorten-Vernichter nach wie vor, ihre Fettleibigkeit beruhe auf einer Störung der Drüsenfunktionen.

Vor vielen Jahren tat mir mal irgendwas weh, und ich ging zu einem damals sehr berühmten Arzt. „*Sie sind viel zu dick*", sagte er. „*Sie müssen ja ins Schwitzen kommen, wenn Sie sich selber immer mit sich zu tragen haben.*" Der Arzt war ganz dünn.

„*Erst nehmen wir Ihnen mal die Rachenmandeln heraus*". Aber das änderte nur wenig an meinem Gewicht, die Mandeln wogen nicht viel. „*Wissen Sie, warum Sie so dick sind?*" Weil ich zuviel Eisbein gegessen und zuviel Bier dazu getrunken habe, dachte ich, aber ich sagte nichts. „*Sie leiden an einer Unterfunktion der Schilddrüse*", erklärte er, „*und zunächst werden Sie mal ein paar Pfund abnehmen.*" Ich legte mich in eines seiner Krankenhausbetten und nahm ab. Täglich gab es drei Mahlzeiten, die man ohne Brille schwer auf dem Teller finden konnte (400 Kalorien pro Tag); ich las eine Menge Romane, und nach zwei Wochen wog ich sechzehn Pfund weniger als zuvor. Seitdem fühle ich mich bedeutend besser. (Von der Unterfunktion meiner Schilddrüse sprach der berühmte Arzt nie mehr. Ich erwähne sie nur gelegentlich in Gesellschaft; es klingt ganz interessant.)

So einfach ist das also, etwas magerer zu werden — falls man die günstige Gelegenheit hat, vierzehn Tage lang im Bett zu liegen und sich, wenn man von der Roman-Lektüre einmal absieht, nur mit der eigenen Bequemlichkeit zu beschäftigen.

Die praktischen Empfehlungen der Mediziner und Ernährungsforscher sollten in jedem Falle ernst genommen werden.

Das schließt indes nicht aus, daß ihre Ratschläge zuweilen einen Anflug von jener Komik haben, welche auch manchem schwergewichtigen Mitmenschen beiläufig etwas heiteren Trost spenden kann.

Einer unserer erfolgreichsten Physiotherapeuten (ein Arzt, der schon sehr viele Menschen kuriert hat, das sei ausdrücklich und mit Respekt festgestellt, ein Mann überdies, dessen Humor seine Patienten zu rühmen wissen) formulierte kürzlich einige Leitsätze zur **„Kontrolle der Eßgewohnheiten"**. Daraus einige Beispiele:

„Ich gehe nur einkaufen, wenn ich vorher gegessen habe".

Bei mir ist das meistens anders: ich gehe nur einkaufen, wenn ich vorher nicht gegessen habe, weil ich nur einkaufen gehe, wenn ich nichts zu essen habe. Hätte ich etwas zu essen -- warum sollte ich einkaufen gehen?

„Ich kaufe keine übermäßigen Vorräte, die mich erfahrungsgemäß immer wieder zum Essen verführen. Einkaufsliste anlegen".

Es ist zweifellos richtig, eine Einkaufsliste anzulegen. Das Angebot der Kaufhalle ist umfänglich, und wenn ich einmal dort bin, kaufe ich soviel wie möglich, weil ich weder Zeit noch Lust habe, mich wegen einer Schachtel Knäckebrot oder eines Bechers Margarine immer wieder aufs neue an der Kasse anzustellen.

„Nach Möglichkeit esse ich nur mit Menschen zusammen, die selbst wenig essen und trinken."

Solche Menschen sind in unserer Betriebskantine allerdings nur schwer zu finden.

„Nur einmal etwas auf den Teller tun."

Dieses Verfahren trägt allerdings zur Kalorien-Reduktion nur wenig bei, seit meine Frau jene riesigen Gefäße in Gebrauch hat, die sie „englische Teller" nennt und deren Fassungsvermögen beträchtlich ist.

„Ich halbiere jeden Bissen noch einmal, bevor ich ihn in den Mund nehme. Jeden Bissen 20- bis 30mal kauen und zählen."

Abgesehen davon, daß beispielsweise das Halbieren von Brühreis-Bissen erst mühsam erlernt werden muß, erfordert auch das simultane Kauen und Zählen eine besondere Fertigkeit, über die nicht jeder Esser verfügt.

„Zum Essen nehme ich eine Kuchengabel, die Suppe esse ich mit dem Teelöffel. Wein aus kleinen Likörgläsern trinken, Bier aus Aperitifgläsern."

Dies halte ich für einen sehr anregenden Vorschlag. Neuerdings trinken wir — natürlich nur bei besonders festlichen Anlässen — den Weinbrand aus Fingerhüten. Kompott verzehren wir prinzipiell nur noch mit Hilfe von Nagelfeilen, und Schaschlik bereiten wir auf Stecknadeln zu.

Ein Prinzip, so scheint mir, bedarf noch der weiteren Entwicklung, nämlich das folgende: **„Ich lasse in der Wohnung keine eßbaren Lebensmittel sichtbar herumstehen."**

Nun, das haben wir nie getan — aber was nutzt das schon! Man kann ja die eßbaren Lebensmittel durch Öffnen der Kühlschranktür jederzeit sichtbar machen, und dann würde die Verführung sogleich wieder wirksam werden.

Daher haben wir an unserem Kühlschrank ein Spezial-Sicherheitsschloß anbringen lassen, das nach Einstellen der richtigen Zahlenkombination nur mit drei Schlüsseln gleichzeitig geöffnet werden kann. Die geheime Zahlenkombination ist nur meiner Frau, unserem Hausmeister und mir bekannt; jeder von uns dreien hat je einen Schlüssel in Verwahrung. Ist einer von uns abwesend, so kann der kalorienträchtige Kühlschrank nicht geöffnet werden. Dies ist schon einige Zeit lang der Fall, weil unser Hausmeister seit vierzehn Tagen verreist ist.

Wir nehmen das aber nicht weiter tragisch, da wir unsere eßbaren Lebensmittel während der kalten Jahreszeit ohnehin nicht im Kühlschrank aufbewahren, sondern auf dem Balkon.

Lothar Kusche

* Aus: „Die Weltbühne", Berlin, 1976, S. 1452

Zum Jahreswechsel

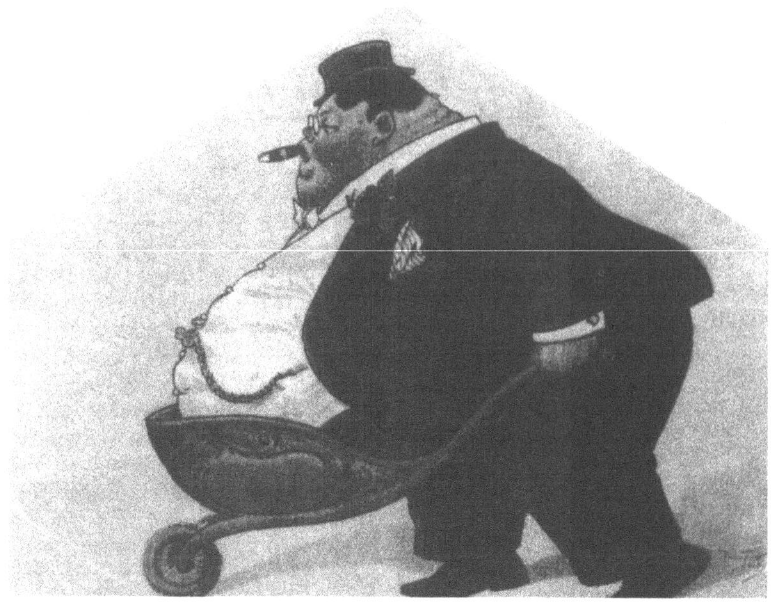

„Es ist alles schon einmal dagewesen", soll der berühmte Ben Akiba irgendwann einmal gesagt haben. So ganz unrecht scheint der Knabe nicht gehabt zu haben, denn auch Übergewichtige gab es schon zu allen Zeiten.
Ein gewisser Caesar hatte sie sogar sehr gern um sich, ganz im Gegensatz zu den profilierten Autoren der „Ernährungsforschung", die in den vergangenen zwölf Monaten auch in den Spalten dieser Zeitschrift ihren Feldzug wider das übermäßige Fett fortsetzten.
Es sei ihnen bescheinigt, sie hatten recht; denn wo die Vielfutterei hinführt, zeigt diese Karte mit einer epochalen Erfindung aus dem Jahre 1901, die nunmehr 76 Jahre ungenutzt in einer Schublade lag. Wir wollen sie zum Jahreswechsel entstaubt als Hilfsmittel für Adipöse anbieten.
Sollten Sie aber zu den Ranken und Schlanken gehören, die mit Normalgewicht, Idealgewicht oder Broca-Index-Normalkilos den Silvestersektkorkenknall erleben, so freuen Sie sich und strengen sich an, daß es am 31. 12. 1978 auch noch so ist!
Wir, die Redaktionsmitglieder, wünschen Ihnen für dieses und für alle anderen Vorhaben alles Gute!
Aber wir wollen nicht nur wünschen, sondern auch danken. Danken den lieben Kolleginnen und Kollegen unserer Druckerei in Bad Langensalza für eine Zusammenarbeit, die man echt berlinerisch als „dufte" bezeichnen kann . . . danken aber auch den vielen alten und neuen Lesern für ihre Treue unserer Zeitschrift gegenüber.
Wir heben in Gedanken Gläser und Flaschen, und sagen allen . . . Autoren, Lesern und den „Langensalzaern"

„Na, denn Prost!"

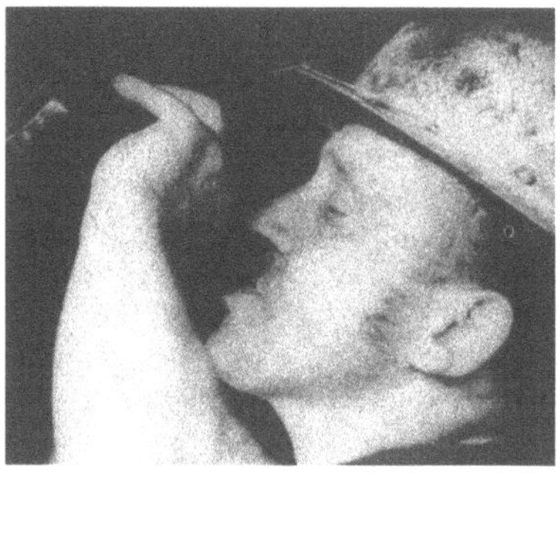

Knallbonbons

Die in der Überschrift genannten Artikel haben zum Glück weder einen Kaloriengehalt noch rufen sie Karies hervor. Die Ernährungswissenschaftler würden ansonsten auch dieser beliebten Silvesterbereicherung den Kampf ansagen.

*

Enthaltsamkeit ist ein Fremdwort. Folgt den Weisungen des Ministeriums für Volksbildung und haltet die deutsche Sprache rein!

*

Man soll beim zweiten Frühstück nicht weniger essen als beim ersten! Nur schneller! Sonst kommt man zu spät zum Mittagessen!

*

Qualvoll sind für manche die Nächte: sie können nichts essen. Hinweis für 1978: abends eine Mahlzeit ans Bett und den Wecker auf „halb Zwei" stellen.

*

Unsterblichkeit erlangten Lucullus und Falstaff. Ein Beweis, daß Fressen und Saufen ungemein gesund sein müssen.

*

Es soll „Gesunde-Ernährungs-Propagandisten" geben, die nach außen hin Kalorienlehre lehren, nach innen aber ihre eigene Kalorienleere nach dem Motto beseitigen „Früh stückt sich, wer ein Feister werden will"!

Jahresrückblick

Manche Druckzeile in der „Ernährungsforschung" sprach Bände. Bei anderen mußte man Bände bemühen, um sie zu verstehen.

*

Seitdem die Wiederholung zur Mutter der Weisheit avancierte, fanden wir oft Mütterliches gedruckt.

*

Die Frage der gesunden Ernährung wurde einmal mehr von fast-asketischen, normalgewichtigen, aber auch von wohlbeleibten Ernährungsexperten 12 Monate lang gestellt, beleuchtet, auf den Tisch gelegt, durchgeackert, analysiert, behandelt, aufgeworfen, diskutiert, durchgezogen, angepackt, angeschnitten, angerissen, ins Auge gefaßt, prognostisch überall (wo's möglich) integriert, hauptforschungsrichtungsweislich berührt, hervorgeholt und erörtert.
Ob sie allerdings endgültig geklärt und einmütig beantwortet wurde, vermochte die Redaktion der Zeitschrift „Ernährungsforschung" bis zum Redaktionsschluß 1977 nicht zu ermitteln.

*

Wie erst kurz vor Jahresende bekannt wurde, soll die Ernährungsaufklärung künftig auch durch die Ausschöpfung guten Liedgutes musikalisch durchgeführt werden. Es wird dann sicherlich eine Selbstverständlichkeit sein, daß der Vorsitzende der Gesellschaft für Ernährung in der DDR eine Jahreshauptversammlung mit den Worten eröffnet: „Zu Beginn singen wir alle als Warnung und Abschreckung für die Adipösen aus dem ‚Liederbuch eines Vielfraßes' das alte schöne Lied ‚Hab mei Mage voll gelade'...".

45 Delikater Quark, Salzkartoffeln, Pfirsiche o. a. Obst

Rezeptur für 10 Portionen

Speisequark, mager	1200 g
Trinkvollmilch	200 ml
gekochter Schinken	300 g
Zwiebeln	150 g
Gemüsepaprika	200 g
Deligurke	150 g
Äpfel	150 g
Tomatenketchup	100 g
Zitrone, 1 Stück	150 g
Schnittlauch	30 g
Speiseöl	50 g
Salz, wenig Zucker, Peppersauce	
Kartoffeln, netto	2000 g
Salz	
Pfirsiche o. a. Obst	1250 g

Anzurichtende Menge je Portion

Quark mit Einlage	250 g
Salzkartoffeln	200 g
Obst	125 g

Ernährungsphysiologischer Wert je Portion

Kalorien	500 kcal
Eiweiß	33 g
Fett	14 g
Kohlenhydrate	59 g
Kalzium	170 mg
Eisen	5,6 mg
Vitamin A	0,44 mg
Vitamin B_1	0,52 mg
Vitamin B_2	0,68 mg
Vitamin C	55 mg

46 Gurkenquark mit Kräutern, Salzkartoffeln, gemischtes Kompott

Rezeptur für 10 Portionen

Vollmilch-Quark	1500 g
Salatgurke	500 g
Dill, Petersilie	40 g
Schnittlauch	20 g
Salz, Peppersauce	
Kartoffeln, netto	2000 g
Salz	
gemischtes Kompott	1500 g

Anzurichtende Menge je Portion

Quarkmasse	200 g
Salzkartoffeln	200 g
Kompott	150 g

Ernährungsphysiologischer Wert je Portion

Kalorien	490 kcal
Eiweiß	24 g
Fett	8 g
Kohlenhydrate	78 mg
Kalzium	175 mg
Eisen	4,2 mg
Vitamin A	0,39 mg
Vitamin B_1	0,44 mg
Vitamin B_2	0,61 mg
Vitamin C	29 mg

47 Quark — Holsteiner Art, Salzkartoffeln, Birne

Rezeptur für 10 Portionen

Speisequark, mager	1500 g
Trinkvollmilch	200 ml
Tomatenmark	200 g
Zwiebeln	200 g
Tafelöl	100 g
Schnittlauch	30 g
Salz, Paprika, Kümmel (gemahlen)	
Weizenkeime	20 g
Kartoffeln, netto	2000 g
Salz	
Birnen	1000 g

Anzurichtende Menge je Portion

Quark	220 g
Salzkartoffeln	200 g
Birne	100 g

Ernährungsphysiologischer Wert je Portion

Kalorien	490 kcal
Eiweiß	33 g
Fett	13 g
Kohlenhydrate	59 g
Kalzium	200 mg
Eisen	3,6 mg
Vitamin A	0,22 mg
Vitamin B_1	0,40 mg
Vitamin B_2	0,67 mg
Vitamin C	24 mg

48 Pflaumenkaltschale, Möhrenquark, Petersilienkartoffeln

Rezeptur für 10 Portionen

Pflaumen	500 g
Stärkemehl/Sago	50 g
Salz, Zimt	
Safalin	20 Tabl.
Speisequark, mager	1500 g
Möhren	750 g
Zucker	30 g
Zitrone, 1 Stück	125 g
Salz	
Petersilie	20 g
Tafelöl	100 g
Weizenkeime	20 g
Kartoffeln, netto	2000 g
Salz	
Petersilie	20 g

Anzurichtende Menge je Portion

Pflaumenkaltschale	250 ml
Möhrenquark	250 g
Petersilienkartoffeln	200 g

Ernährungsphysiologischer Wert je Portion

Kalorien	485 kcal
Eiweiß	32 g
Fett	12 g
Kohlenhydrate	60 g
Kalzium	175 mg
Eisen	3,6 mg
Vitamin A	0,5 mg
Vitamin B_1	0,41 mg
Vitamin B_2	0,65 mg
Vitamin C	26 mg

Zubereitungsanleitung

Die Salatgurke waschen, ohne zu schälen grob raspeln, mit Salz mischen und etwas ziehen lassen. Dann den zerkleinerten Dill, die Petersilie und den Schnittlauch zugeben und mit Salz und Peppersauce abschmecken.

Die Kartoffeln wie üblich zubereiten.

Zubereitungsanleitung

Quark und Milch glattrühren. Schinken, geputzten Gemüsepaprika, Gurke und ausgeschnittene Äpfel würfeln, Zwiebeln fein würfeln und mit dem Tomatenketchup unter den Quark rühren. Die Quarkzubereitung abschmecken und Öl und Schnittlauch zugeben.

Salzkartoffeln wie üblich zubereiten.

Zubereitungsanleitung

Die Pflaumen entsteinen und etwa 1/3 der Pflaumen fein würfeln. 2/3 der Pflaumen mit 2 l Wasser und Gewürzen aufkochen, mit eingerührtem Stärkemehl binden, die Safalintabletten einrühren, erkalten lassen und die rohen Pflaumenwürfel zugeben.

Die geputzten Möhren fein reiben, mit Zitronensaft und Gewürzen mischen und mit gehackter Petersilie, Öl und Weizenkeimen unter den Quark rühren.

Salzkartoffeln wie üblich zubereiten und mit Petersilie bestreut anrichten.

Zubereitungsanleitung

Quark und Milch glattrühren. Tomatenmark, feine Zwiebelwürfel, Öl, Schnittlauch und Weizenkeime einrühren und die Quarkzubereitung abschmecken.

Salzkartoffeln wie üblich zubereiten.

FSC
www.fsc.org
MIX
Papier | Fördert gute Waldnutzung
FSC® C083411

Kolibri 360 GmbH
Ferdinand-Jühlke-Straße 7
99095 Erfurt, Deutschland
produktsicherheit@kolibri360.de